专家与您面对面

高脂血症

主编 / 吕晓红　刘　颖

中国医药科技出版社

图书在版编目（CIP）数据

高脂血症 / 吕晓红，刘颖主编 . -- 北京：中国医药科技出版社，2016.1
（专家与您面对面）

ISBN 978-7-5067-7645-5

Ⅰ．①高…　Ⅱ．①吕…②刘…　Ⅲ．①高血脂病 – 防治　Ⅳ．① R589.2

中国版本图书馆 CIP 数据核字 (2015) 第 144562 号

专家与您面对面——高脂血症

美术编辑　陈君杞
版式设计　大隐设计

出版　中国医药科技出版社
地址　北京市海淀区文慧园北路甲 22 号
邮编　100082
电话　发行：010-62227427　邮购：010-62236938
网址　www.cmstp.com
规格　880 × 1230mm $^1/_{32}$
印张　4 $^7/_8$
字数　77 千字
版次　2016 年 1 月第 1 版
印次　2017年8月第2次印刷
印刷　北京九天众诚印刷有限公司
经销　全国各地新华书店
书号　ISBN 978-7-5067-7645-5
定价　19.80 元
本社图书如存在印装质量问题请与本社联系调换

内容提要

高脂血症怎么防？怎么治？本书从"未病先防，既病防变"的理念出发，分别从基础知识、发病信号、鉴别诊断、综合治疗、康复调养和预防保健六个方面进行介绍，告诉您关于高脂血症您需要知道的有多少，您能做的有哪些。

阅读本书，让您在全面了解高脂血症的基础上，能正确应对高脂血症的"防"与"治"。本书适合高脂血症患者及家属阅读参考，凡患者或家属可能存在的疑问，都能找到解答，带着问题找答案，犹如专家与您面对面。

专家与您面对面

丛书编委会（按姓氏笔画排序）

前言

　　"健康是福"已经是人尽皆知的道理。有了健康，才有事业，才有未来，才有幸福；失去健康，就失去一切。那么什么是健康？健康包含三个方面的内容，身体好，没有疾病，即生理健康；心理平衡，始终保持良好的心理状态，即心理健康；个人和社会相协调，即社会适应能力强。健康不应以治病为本，因为治病花钱受罪，事倍功半，是下策。健康应以养生预防为本，省钱省力，事半功倍，乃是上策。

　　然而，污染的空气、恶化的水源、生活的压力等等，来自现实社会对健康的威胁却越来越令人担忧。没病之前，不知道如何保养，一旦患病，又不知道如何就医。基于这种现状，我们从"未病先防，既病防变"的理念出发，邀请众多医学专家编写了这套丛书。丛书本着一切为了健康的目标，遵循科学性、权威性、实用性、普及性的原则，简明扼要地介绍了100种疾病。旨在提高全民族的健康与身体素质，消除医学知识的不对等，把健康知识送到每一个家庭，帮助大家实现身心健康的理想。本套丛书的章节结构如下。

　　第一章　疾病扫盲——若想健康身体好，基础知识须知道；

　　第二章　发病信号——疾病总会露马脚，练就慧眼早明了；

　　第三章　诊断须知——确诊病症下对药，必要检查不可少；

第四章 治疗疾病——合理用药很重要，综合治疗效果好；

第五章 康复调养——三分治疗七分养，自我保健恢复早；

第六章 预防保健——运动饮食习惯好，远离疾病活到老。

按照以上结构，作者根据在临床工作中的实践体会，和就诊时患者经常提出的一些问题，对 100 种常见疾病做了系统的介绍，内容丰富，深入浅出，通俗易懂。通过阅读，能使读者在自己的努力下，进行自我保健，以增强体质，减少疾病；一旦患病，以利尽早发现，及时治疗，早日康复，将疾病带来的损害降至最低限度。一书在手，犹如请了一位与您面对面交谈的专家，可以随时为您答疑解惑。丛书不仅适合患者阅读，也适用于健康人群预防保健参考所需。限于水平与时间，不足之处在所难免，望广大读者批评、指正。

编者

2015 年 10 月

目录

第3章 诊断须知
——确诊病症下对药,必要检查不可少

第4章 治疗疾病
——合理用药很重要,综合治疗效果好

第5章 **康复调养**
——三分治疗七分养，自我保健恢复早

第6章　预防保健
——运动饮食习惯好，远离疾病活到老

第 1 章

疾病扫盲

若想健康身体好，基础知识
须知道

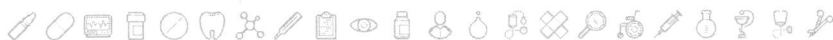

🩺 什么是高脂血症

高脂血症是指血中胆固醇、低密度脂蛋白、三酰甘油过高和（或）高密度脂蛋白过低。严格地说，高脂血症应该称为血脂异常。

因为，此时血脂成员中应该低的高了，应该高的反而低了。与此同时，在治疗方面，以往沿用的"降脂"治疗也应该改为"调脂"治疗为妥。

根据病因，在临床上可将高脂血症分类为原发性与继发性两种。原发性高脂血症又分为Ⅰ型、Ⅱ型、Ⅲ型、Ⅳ型和Ⅴ型，继发性高脂血症由其他疾病引起，发病率较低。原发性高脂血症可能与有关基因、脂蛋白及其受体或酶类异常有关，还与许多其他的动脉硬化危险因素有关。

根据血脂成分的异常情况，可将高脂血症分为高胆固醇血症、高三酰甘油血症、低高密度脂蛋白血症和混合型高脂血症。

🩺 高血脂是无声的杀手

心脑血管病已成为人类第一杀手。作为心脑血管病病理基础的动脉粥样硬化是怎么造成的呢？在众多内外因素中，最重要的是高血压——悄悄的凶手、高脂血症——无声的凶手、吸烟——微笑的凶手、糖尿病——甜蜜的凶手。

每一个凶手都能独立致病，使发病率倍增。如果几个凶手并存，则有相乘作用。比如前三者并存，发病率则为正常人的 8 倍，如果再加上糖尿病，则发病率可高达 16 倍。

目前我国人群中，总的趋势是动脉粥样硬化发病率越来越高，发病年龄越来越年轻。一些病学心血管病流行研究表明：近年来，我国南北方城乡居民的超重率、肥胖率、腹围、血脂水平均呈明显的稳步上升趋势。

随着体重、腹围、血脂的上升，新的心血管病发病死亡高峰将随之到来，这正应了英国一句古老的谚语："腰带越长，寿命越短"。

心脑血管病发病因素中，遗传只占15%，而个人生活方式占60%。合理膳食、适量运动、戒烟限酒、心理平衡最重要，这四大基石可使各种慢性病总体发病率下降一半以上。在美国，这四大基石可使美国人均预期寿命延长 10 年，而如果采用医疗方法，要使美国人均寿命延长 1 年，就需要数百亿至上千亿美元。

由于高脂血症毫无症状，是无声凶手，因而常被医生和患者忽略。在三级甲等医院住院的冠心病和心肌梗死患者中合并高脂血症者，尚有约一半属"治疗空隙"，即该治疗而未治疗，更遑论一般高脂血症患者，治疗率可能不足 10%。

🔵 血脂及血脂中的主要成员

人体中的血液由血细胞（红细胞、白细胞、血小板）和血浆组成，血脂就弥散在血浆中。血脂是指体内含能量的物质，源于食物，又可以在体内合成，并提供我们新陈代谢时所消耗的能量。

血液中的脂肪类物质（简称"脂质"）统称为"血脂"。血浆中的脂类包括胆固醇（TC，也称总"胆固醇"）、三酰甘油（TG）、磷脂和非游离脂肪酸等，其中胆固醇又主要以低密度脂蛋白（LDL-Ch，占总胆固醇的 75%）和高密度脂蛋白（HDL-Ch，占总胆固醇的 25%）的形式存在。它们在血液中与不同的蛋白质结合在一起，以"脂蛋白"的形式存在。

胆固醇和磷脂是细胞膜的组成部分，如果把细胞膜比喻为房子，那么胆固醇就是房子的支柱和墙壁，而磷脂则相当于房子的窗户。

有人认为胆固醇是无益的物质，这是没有道理的。人体内有 100～120g 的胆固醇，它不但可以生产出无数个细胞，而且还是类固醇激素和胆汁酸的原料。

磷脂不仅仅是身体的构成成分，而且是葡萄糖、电解质、二氧化碳等物质出入机体的窗口，在体内起着相当重要的作用。

三酰甘油和脂肪酸是人体生存所必需的能源。如果把身体比喻为一辆汽车的话，那么，脂肪酸则是用的汽油，而三酰甘油就是储备的汽油。我们的皮下脂肪几乎全是三酰甘油。

可见，血脂本身对人体有益无害，而是多则为害；血脂不是可有可无，而是必须有合适的血脂水平。血脂中某些成分过高或过低将对人体产生"无声无息"的严重危害。

血脂的来源与去路

血液中脂质与蛋白质结合成为脂蛋白。低密度脂蛋白携带胆固醇进入周围组织（包括血管），而高密度脂蛋白可将胆固醇从组织中反向转移到肝脏。

血脂的来源主要有两个：一部分来自富含脂肪和胆固醇的食物，如蛋黄、奶油、动物的脑组织、内脏（特别是肝脏）及脂肪丰富的鱼、肉类，为外源性；另一部分由体内自身合成，为内源性。食物中的脂肪在胃中经过加温软化后，进入小肠。胆囊在食物和胃肠道一些特殊激素的刺激下，发生收缩，将胆汁排入肠道内。胆汁中含有胆盐，可以将脂肪乳化，形成微小的脂滴分散于水溶液中。

这时从胰腺分泌出的脂肪酶就可以更有效地把脂肪分解成甘油和脂肪酸。随后胆汁中的胆酸又可与之结合，形成水溶性复合物，促进其在小肠的吸收。内源性胆固醇或三酰甘油主要在肝脏和小肠合成，占内源性血脂的90%。大部分胆固醇是人体自身合成的，少部分是从饮食中获得的。

三酰甘油恰恰相反，大部分是从饮食中获得，少部分是人体自身合成。

两种来源的血脂可以相互制约。正常情况下，当摄入食物中脂肪、胆固醇含量增高时，肠道吸收增加，血脂浓度上升，同时肝脏的合成受抑制。反之，限制摄入时，肝脏合成将加速，同时清除也加速，故最终血脂浓度保持相对平衡。但当肝脏代谢紊乱时，便不能正常地调节脂质代谢。凡能引起脂肪在体内合成增加、分解减少及摄入增多等的因素，均会导致高脂血症。此时若继续进食高脂食物，必然导致血脂浓度持续增高，久之则可造成心血管系统及其他脏器的严重病变。

载运血脂的"搬运工"——载脂蛋白

因为血脂不溶于水，所以在血液中运行的时候，必须与一类特殊的蛋白质相结合而变成溶解状态。这类蛋白质就像江河中的船舶一样，载着脂质沿血流将其送到各个"港口"——组织细胞中去。

因而这类蛋白质叫作载脂蛋白，而脂质与载脂蛋白结合后的复合物称为"脂蛋白"。血液中的脂质通常都是以脂蛋白的形式存在，所以，血液中脂蛋白水平的高低可以代表血脂水平的高低。

近年来，对载脂蛋白的研究有了很大发展。主要的载脂蛋白有A、B、C、D、E、F等几十种。其中载脂蛋白A又分为AⅠ、AⅡ、AⅣ、AⅤ等亚组，它可将胆固醇（包括动脉壁内的胆固醇）运到肝脏进行代谢，因而对降低血浆胆固醇、防止动脉粥样硬化的发生和发展有重要作用。特别是载脂蛋白AⅠ缺乏时，可使血浆中某些促使胆固醇代谢的酶活性降低，加速动脉粥样硬化及冠心病的发生。载脂蛋白B可分为B48和B100，存在于低密度脂蛋白的表面，细胞识别和摄取低密度脂蛋白主要通过识别载脂蛋白B来实现。所以，载脂蛋白B增多时，即使低密度脂蛋白水平正常，也可能使冠心病发病率增高。这种情况见于家族性高载脂蛋白B血症。

高脂血症的病因

高脂血症的病因，基本上可分为两大类，即原发性高脂血症和继发性高脂血症。原发性高脂血症是脂质和脂蛋白代谢先天性缺陷（家族性）以及某些环境因素通过各种机制所引起的。这些环境因素包括饮食和药物等。

（1）遗传因素。遗传可通过多种机制引起高脂血症，某些可能发生在细胞水平上，主要表现为细胞表面脂蛋白受体缺陷以及细胞内某些酶的缺陷（如脂蛋白酯酶的缺陷或缺乏），也可发生在脂蛋白或载脂蛋白的分子上，多由于基因缺陷引起。

据报道，Ⅰ~Ⅴ型高脂血症都可以发生遗传，但国内临床上最常遇到的是Ⅱ型，即家族性高胆固醇血症。仅上海地区就已发现了十多个家族的几十位患者。复旦大学中山医院曾对1例家族性高胆固醇血症的死亡病例进行尸体解剖，发现死者主动脉内膜表面到处是粥样斑块，就如同涂上一层厚厚的奶油蛋糕，在患者的心脏中也发现有多处心肌梗死的"遗迹"。有资料报道，国外有这样的患者3岁就死于心肌梗死。这些病例有不少见于近亲结婚者，非近亲结婚可有效地遏制其发生。

（2）饮食因素。饮食因素作用比较复杂，高脂蛋白血症患者中有相当大的比例是与饮食因素密切相关。糖类摄入过多，可影响胰岛素分泌，加速肝脏极低密度脂蛋白的合成，易引起高三酰甘油血症。胆固醇和动物脂肪摄入过多与高胆固醇血症形成有关，其他膳食成分（如长期摄入过量的蛋白质、脂肪、糖类以及膳食纤维摄入过少等）也与本病发生有关。

继发性高脂血症系指由于其他原发疾病所引起者，这些疾病包括糖尿病、肝病、甲状腺疾病、肾脏疾病、胰腺疾病、肥胖病、糖原累积病、痛风、艾迪生病、库欣综合征、异常球蛋白血症等。继发性高脂血症在临床上相当多见，如不详细检查，则其原发疾病常可被忽略，治标而未治其本，不能从根本上解决问题，对治疗不利。

中医学怎么看高脂血症的发生

中医学认为，膏脂虽为人体的营养物质，但过多则形成高脂血症。凡导致人体摄入膏脂过多，以及膏脂转输、利用、排泄失常的因素均可使血脂升高，其病因有以下几点。

（1）饮食失当。饮食不节，摄食过度，或恣食肥腻、甘、甜、厚味，过多膏脂随饮食进入人体，输布、转化不及，潴留血中，导致血脂升高；长期饮食失当，或酗酒过度，损及脾胃，健运失司，致使饮食不归正化，不能化精微以营养全身，反而变生脂浊，混入血中，引起血脂升高。前者为实证，后者为虚中夹实证，这是两者不同之处。

（2）喜静少动或生性喜静。贪睡少动，或因职业工作所限，终日伏案，多坐少走，人体气机失于舒畅，气郁则津液输布不利，膏脂转化利用不及，以致生多用少，沉积体内，浸淫血中，导致血脂升高。

（3）情志刺激。思虑伤脾，脾失健运，或郁怒伤肝，肝失条达，气机不畅，膏脂运化输布失常，导致血脂升高。

（4）年老体衰。人老则五脏六腑皆衰，以肾为主，肾主五液，肾虚则津液失其主宰；脾主运化，脾虚则饮食不归正化；肝主疏泄，肝弱则津液输布不利，三者皆使膏脂代谢失常，引起血脂升高。若房劳过度，辛劳忧愁，亦可使人未老而先衰。

（5）体质禀赋。父母肥胖，自幼多脂，成年以后，形体更加丰腴，而阳气常多不足，津液膏脂输化迟缓，血中膏脂过多；或素体阴虚阳亢，脂化为膏，溶入血中，导致血脂升高。

（6）消渴、水肿、胁痛、黄疸等证不愈。属阴虚燥热，由于虚火内扰，胃热杀谷，患者常多饮多食，但饮食精微不能变脂而贮藏，人体之脂反尽溶为膏，混入血中，导致血脂升高。水肿日久，损及脾肾，肾虚不能主液，脾虚失于健运，以致膏脂代谢失常。胁痛、黄疸者皆属肝、胆之病，肝病气机失于疏泄，影响膏脂的输送转化，胆病不能净浊化脂，引起血脂升高。

易患高脂血症的因素

（1）生活饮食。饮食不当（高热量、高胆固醇、高饱和脂肪酸类的食物）、肥胖、运动量不足、心理压力、吸烟等都会导致总胆固醇、低密度脂蛋白、三酰甘油上升，以及高密度脂蛋白下降。

（2）疾病。甲状腺功能低下、糖尿病、肾病综合征、阻塞性黄疸、女性更年期等疾病，若没获得良好的控制，高脂血症将伴随而生。

（3）药物。常见的药物有类固醇和避孕药。

（4）家族性遗传。此类患者的低密度脂蛋白会很高，冠状动脉硬化发生率较高，唯一避免的方法只有尽早接受治疗。

有高脂血症家族史者，体型肥胖者，中老年人，长期高糖饮食者，绝经后妇女，长期吸烟、酗酒者，习惯于静坐的人，生活无规律、情绪易激动、精神处于紧张状态者，肝、肾疾病、糖尿病、高血压等患者均易得高脂血症。

饮酒与血脂的关系

适量饮酒，可使血清中高密度脂蛋白明显增高，低密度脂蛋白水平降低。因此，适量饮酒可使冠心病的患病率下降。大量饮酒不一定都会引起明显的高脂血症，但大多数长期饮酒者都有高脂血症。因饮酒量增多，极易造成热能过剩而导致肥胖，同时酒精（乙醇）在体内可转变为乙酸，乙酸使游离脂肪酸的氧化减慢（竞争氧化），脂肪酸在肝内合成为三酰甘油，而且极低密度脂蛋白的分泌也增多。有的人适应能力很强，极低密度脂蛋白分泌增多时，三酰甘油的清除也增快，因此持续饮酒数周后，血清三酰甘油水平可转为恢复正常。另外一些人适应能力差，长期大量饮酒，就会出现严重的高脂血症。

少量饮酒可以改善脂质代谢状态，防止动脉硬化，减少冠心病发生率。美国哈佛大学医学院的研究表明，每天饮酒量不超过50ml，可以减少血清低密度脂蛋白水平，提高高密度脂蛋白水平，防止脂质沉积，从而减少冠心病死亡率。我国哈尔滨医科大学心血管病研究所曾研究定量饮酒对人体脂质代谢的影响，发现不论年龄大小，饮酒组高密度脂蛋白水平显著高于非饮酒组，并证明饮酒可降低冠心病的发生率。饮酒量以每天 20 ~ 30ml 为宜。

大量饮酒可抑制脂蛋白酯酶活性，使肝脏合成极低密度脂蛋白增多，血中极低密度脂蛋白清除速度减慢，三酰甘油水平升高，加速动脉粥样硬化。大量饮酒还会直接损害肝细胞，酿成肝硬化，且可刺激胃肠黏膜，引起糜烂、出血，甚至发生癌变。若一次大量饮酒使血液中乙醇浓度达到 0.4%，即可发生昏迷，严重时有生命危险。

因此，只有适量饮酒才能对身体有益，否则纵酒无度必将贻害无穷。

关于酒类，多数认为葡萄酒特别是红葡萄酒有升高高密度脂蛋白水平的作用，对冠心病有保护作用，而烈性酒对人体危害性较大。尽管饮酒可提高高密度脂蛋白水平，但不主张血清低水平高密度脂蛋白患者以饮酒作为其治疗选择，因为饮酒引起血清高密度脂蛋白水平升高的同时也使血清三酰甘油水平升高。

吸烟与血脂的关系

嗜烟者冠心病的发病率和病死率是不吸烟者的 2 ~ 6 倍，且与每天吸烟支数呈正比。其原因之一与嗜烟者（每天超过 20 支）血清中总胆固醇及三酰甘油水平升高，高密度脂蛋白、胆固醇水平降低有关。

经过大量流行病学研究，现已公认，吸烟作为冠状动脉粥样硬化的主要危险因素是可逆的，停止吸烟，危险程度迅速下降，戒烟 1 年，危险度可降低 50%，甚至与不吸烟者相似。如前所述，吸烟与血清高密度脂蛋白水平呈负相关，但停止吸烟 1 年，血清高密度脂蛋白可增至不吸烟者水平。

需特别指出的是，被动吸烟者血清高密度脂蛋白水平也下降，

胆固醇水平也升高，对此应给予足够重视。因此，戒烟不但利己，
而且利民。

心理因素与血脂的关系

情绪紧张、争吵、激动、悲伤时均可增加儿茶酚胺的分泌，增
加游离脂肪酸，促使血清胆固醇、三酰甘油水平升高；抑郁会使高
密度脂蛋白降低。在动物实验中也观察到，对已形成高胆固醇血症
的实验动物，每天给予地西泮及动物抚摸，其动脉粥样硬化病变形
成范围明显减小。

可见，精神、情绪等心理因素对脂质有一定程度的影响，但其
作用机制尚未阐明。

高脂血症的"帮凶"

高脂血症除了导致动脉粥样硬化外，还会并发或继发一些疾病，
与这些"同盟军"一旦联手，将进一步危害人体健康。

（1）高血压。许多高脂血症患者同时患有高血压，这两者与动

脉粥样硬化的发生密切相关，一旦联手，患者发生心脑血管疾病的危险性将大大增加。

（2）糖尿病。大部分糖尿病患者伴有继发性高脂血症。1型糖尿病患者常出现低密度脂蛋白代谢紊乱，2型糖尿病患者伴有高脂血症更为常见，可能与患者肥胖、缺少运动、进食较多高饱和脂肪酸、高胆固醇食物、吸烟、饮酒等有关。这类患者中高三酰甘油血症较高胆固醇血症更为多见，由于其发生冠心病的危险较高，应引起高度重视。

（3）脂肪肝。高脂血症可以引起脂肪肝。因为肝脏与脂质物质的代谢密切相关，它可使脂肪的消化吸收、氧化、转化以及分泌等过程保持动态平衡。凡由于各种原因使脂肪代谢功能发生障碍，致使脂类物质的动态平衡失调，脂肪在肝细胞内大量堆积，就会引起脂肪肝。高脂血症患者由于营养过剩，致使肝细胞内堆积脂肪、胆固醇、三酰甘油或磷脂，一般患者毫无症状，往往在体检时发现有脂肪肝，中、重度脂肪肝可有明显症状，如肝区不适等。目前，脂肪肝的诊断主要靠腹部B超检查。

（4）饮酒与吸烟。酒中含有乙醇，对血脂代谢可产生一系列影响。很多研究发现，嗜酒者血清总胆固醇、三酰甘油、低密度脂蛋白均会明显升高，尤其是后两者，而且这些患者患高血压、脑卒中和肝硬化的危险性也大大增加。

吸烟是冠心病、心肌梗死的重要危险因素，更是血脂代谢障碍的影响因素，吸烟者血清三酰甘油含量通常比不吸烟者高10% ～ 15%。如吸烟者同时伴有高脂血症和高血压，则冠心病的发病率可增加 9 ～ 12 倍。开始吸烟的年龄越早，每天吸烟支数越多，烟吸入肺部越深，则危险性越大。

（5）冠心病。冠心病可以发生心绞痛、心肌梗死甚至猝死。可以肯定地说，无论胆固醇增高，还是三酰甘油增高，都是冠心病的主要危险因素，因为两者都促进动脉粥样硬化的形成和发展。另外，血脂是构成血液黏度的因素之一。因此，高脂血症还可导致血浆黏度增加，促进血栓形成，使原来已经发生粥样硬化的血管管腔进一步狭窄，甚至促发心血管恶性事件。

高脂血症是心脑血管疾病的"导火线"

血脂是人体中一种重要的物质，有许多非常重要的功能，但含量不能超过一定的范围。如果血脂过多，容易造成"血稠"，在血管壁上沉积，逐渐形成小斑块（就是我们常说的"动脉粥样硬化"），这些"斑块"增多、增大，逐渐堵塞血管，使血流变慢，严重时血流被中断。这种情况如果发生在心脏，就引起冠心病；发生在脑，就会出现脑卒中；如果堵塞眼底血管，将导致视力下降、失明；如果发生在肾脏，就会引起肾动脉硬化、肾功能衰竭；发生在下肢，会出现肢体坏死、溃烂等。此外，高脂血症可引发高血压，诱发胆结石、胰腺炎，加重肝炎症状，导致男性性功能障碍、老年性痴呆等疾病。最新研究提示高脂血症可能与癌症的发病有关。

高脂血症对身体的损害是隐匿、逐渐、进行性和全身性的。它的直接损害是加速全身动脉粥样硬化，因为全身的重要器官都要依靠动脉供血、供氧，一旦动脉被粥样斑块堵塞，就会导致严重后果。动脉硬化引起的肾功能衰竭等都与高脂血症密切相关。

高脂血症是引起冠心病、高血压、动脉硬化等的直接原因，医学专家称其为导致心脑血管疾病的"导火线"。因此高脂血症、高血糖症、高血压症并称"三高"，对人体的危害非常大。一般情况下如果感到头晕、头疼、失眠、胸闷气短、记忆力下降、注意力不集中、健忘或体形偏胖、四肢沉重或肢体麻木，都是高脂血症的前兆。

大量研究资料表明，高脂血症是脑卒中、冠心病、心肌梗死、心脏猝死独立而重要的危险因素。

此外，高脂血症还可导致脂肪肝、肝硬化、胆石症、胰腺炎、眼底出血、失明、周围血管疾病、跛行、高尿酸血症。有些原发性和家族性高脂血症患者还可出现腱状、结节状、掌平面及眼眶周围黄色瘤、青年角膜弓等。

胆固醇不是越低越好

胆固醇是人体组织结构、生命活动及新陈代谢中必不可少的物质。近十年来,科学家发现胆固醇在抵御癌症方面有不可忽视的作用。当人体中胆固醇含量低于正常值时,它的生理作用不能得以实现,自然会导致其他疾病发病率和死亡率的增加,例如血液中胆固醇降低者癌症死亡率明显升高,其中尤以肺癌为明显,而非心血管病与非癌症死亡的疾病(包括呼吸道和消化道及非疾病原因如创伤、车祸等)死亡率随血浆中胆固醇水平的升高而减低,也就是说血浆胆固醇水平越低,这类疾病的死亡率也就越高。科学实验表明,体内血胆固醇水平过低的人,患结肠癌的概率是胆固醇水平较高人的3倍。胆固醇过低还会使机体功能紊乱、免疫功能下降、精神状态不稳、血管壁变脆、脑出血的危险性增加等。

"坏"胆固醇并非越低越好。低密度脂蛋白("坏"胆固醇)不是降得越低越好。专家提请人们高度重视过高的低密度脂蛋白作为冠心病的重要因素是对的,可同时灌输了这样一个概念——似乎低密度脂蛋白水平降得越低越好。而大量事实证明，使过高的低密度脂蛋白水平下降 20%～30% 就可以获得最大的效益，下降幅度 >30% 不仅无益，反而有害。

糖尿病作为患冠心病的危险因素应上"等级"。新近研究认为，30 岁以上的糖尿病患者，患冠心病的危险不是中度，而应该升高到"极高度"，才能更准确地反映糖尿病作为患冠心病危险因素的等级。

心血管病高危者的降脂治疗应双管齐下。现在强调对已有心血管危险因素者（如高血压、高脂血症、糖尿病、精神抑郁等）采用非药物疗法降低血脂，但同时坚持对血脂水平高于正常的高危人群在改变饮食的同时启用降脂药物进行降脂治疗。

低、中度冠心病风险者应适时、果断地采用药物降脂疗法。对于有低度和中度冠心病风险的人，如果采用特定的健康生活方式而不能在 3 个月之内使血脂达到预期目标值，就应及时、果断地采用药物降脂，而不应犹豫不定。

"好"胆固醇可防止动脉粥样硬化。目前已公认高密度脂蛋白（"好"胆固醇）在预防动脉粥样硬化、防止冠心病的发生方面确是"有功之臣"。因此，科学家们把它称为"抗动脉粥样硬化脂蛋白"或"冠心病的保护因子"。那么，高密度脂蛋白是如何发挥其保护作用的呢？

（1）高密度脂蛋白颗粒中的载脂蛋白 A I 能激活脂蛋白代谢中

的关键酶,并进一步清除组织中的胆固醇,把它运送到肝脏进行处理,这样便减慢和阻止了动脉粥样硬化的发生和发展。

（2）高密度脂蛋白抑制低密度脂蛋白与血管内皮细胞及平滑肌细胞受体的结合,从而减少了低密度脂蛋白在细胞中的堆积。已知低密度脂蛋白是一种致动脉粥样硬化的脂蛋白,它的主要成分是胆固醇,如果它在动脉壁沉积过多,久而久之,便会形成动脉粥样硬化斑块。

综上所述,高密度脂蛋白在体内起到了"环卫工人"那样平凡而又重要的作用,它通过一系列微妙的机制,将动脉壁的胆固醇运送到肝脏进行分解代谢,而且还能与低密度脂蛋白竞争细胞表面脂蛋白受体,使细胞代谢免遭破坏,从而阻止了动脉粥样硬化的发生。

怎样看待"好"胆固醇升高

正常人血清高密度脂蛋白（"好"胆固醇）水平波动于 1.1 ~ 1.6mmol/L（42 ~ 62mg/dl）。当高密度脂蛋白水平 >1.6mmol/L（62mg/dl）时称"高高密度脂蛋白血症"。高高密度脂蛋白血症往往引起血清总胆固醇水平的轻度升高,因为血清总胆固醇水平是高密度脂蛋白、低密度脂蛋白的总和,但此时其他脂蛋白胆固醇水平均是正常的。由于正常的高密度脂蛋白有结合并清除组织内胆固醇的功能，所以高密度脂蛋白水平升高可以防止冠心病的发生。

在美国，一些科学家发现有些家族，其家族成员血中高密度脂蛋白含量显著增高，并且可遗传两三代，他们很少发生冠心病，而且寿命比较长，故又将高高密度脂蛋白血症称为"长寿综合征"。

高密度脂蛋白水平升高最多见于妇女，尤其是接受雌激素治疗者。

怎样看待"好"胆固醇降低

高密度脂蛋白（"好"胆固醇）水平降低将增加冠心病的危险。

低高密度脂蛋白血症（<0.9mmol/L 或 35mg/dl）被列为冠心病的主要危险因素。低高密度脂蛋白血症可伴有下列 3 种血清脂质改变。

（1）低高密度脂蛋白血症伴低密度脂蛋白水平升高。

（2）低高密度脂蛋白血症伴高三酰甘油血症。

（3）低高密度脂蛋白血症伴正常血清脂质，即孤立性低高密度脂蛋白血症。

低高密度脂蛋白血症常见于肥胖、吸烟、缺乏运动的人。吸烟越多，高密度脂蛋白水平越低。当然也可见于某些疾病，如心脑血

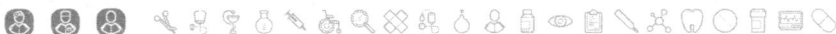

管病、糖尿病、急性肝炎、肝硬化、肾病综合征、尿毒症和胰腺炎等。

饮食不当，如总热量和糖类摄入过多，也可使高密度脂蛋白水平降低。此外，长期素食者血清总胆固醇含量虽然不高，但有时可伴有高密度脂蛋白水平降低。

三酰甘油对人体有何益处和害处

三酰甘油通过血液循环广泛分布于人体各个组织器官及体液中，脂肪组织中贮存的三酰甘油可占总量的98%以上。当机体需要能量时，三酰甘油分解为脂肪酸和甘油，脂肪酸经过氧化释放能量，十分有效地满足机体需要。

血浆中三酰甘油主要存在于乳糜微粒和极低密度脂蛋白中，心肌梗死患者中最突出的血脂改变是极低密度脂蛋白水平升高，在相对较年轻的心肌梗死患者中更为常见，故认为高血浆三酰甘油水平是心肌梗死发生的独立危险因素。

第 2 章

发病信号

疾病总会露马脚，练就慧眼早明了

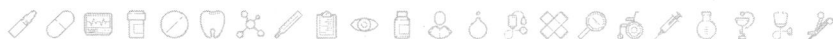

🧑 高脂血症的表现症状

（1）早期几乎无任何症状。高脂血症患者既不觉得痛也不觉得难受，所以人们称高脂血症为"沉默之病"。事实上，除了家族性高胆固醇血症外，早期高脂血症几乎没有任何症状。医生如果没有血脂的检查数据，也无法单纯凭症状来诊断高脂血症。正因为如此，人们应该定期做健康检查以求早期发现疾病。

患有家族性高胆固醇血症时，如果胆固醇值过高，会导致关节疼痛。其原因是过多的胆固醇形成一种叫作"黄色瘤"的肿块，此肿块如果出现在关节里就会引起关节疼痛，但这种情况非常罕见，只有在血中胆固醇值显著增高时才会出现。

高脂血症常常发展很长时间也不表现出什么症状，除非已发展为动脉硬化，继而动脉阻塞、破裂出现心脑血管意外，这时才有明显症状。但出现这些症状时大部分病例已经很严重了。所以，一旦诊断为高脂血症就应该充分重视，如果觉得没有症状而不接受进一步检查和治疗，说不定什么时候就会发展成为危及生命的疾病。

（2）饭后 2 小时左右出现背部疼痛。高脂血症通常没有什么自觉症状，但需要特别提醒的是，还有一种特殊情况，就是如果三酰甘油值超过 2.26mmol/L（200mg/dl）时，可能会于饭后 2 小时左右出现背部疼痛，这时应该怀疑为急性胰腺炎。

这是由于血中中性脂肪含量升高而引起的，一般是因为过度饮酒和摄入过多富含脂肪的食物导致。胰腺位于胃的后方，饭后食物到达十二指肠时，胰腺的分泌功能最旺盛，所以胰腺炎容易发生在饭后 2 小时左右，表现为背部疼痛。所以在上述情况下，如果发生背部疼痛，应该怀疑为胰腺炎，及时去做血脂方面的检查。

（3）偶尔有黄色瘤症状的表现。有黄色瘤并不一定是高脂血症，但出现黄色瘤、角膜轮的人患高脂血症的概率很高。黄色瘤中最常见的是眼睑内侧略呈黄色的小颗粒，称为"眼睑黄色瘤"。在高龄人群中发现黄色瘤并不一定是高脂血症，但如果 40 岁以下的年轻人出现黄色瘤，就怀疑是否有高脂血症，需要做详细检查。黄色瘤发生在皮肤或肌腱处，是家族性高胆固醇血症的表现。皮肤黄色瘤常出现在肘部、膝盖等关节部位；肌腱黄色瘤常发生在跟腱，看不出来，只有当怀疑肌腱黄色瘤而进行触诊时才会发现肌腱变厚；手掌黄色瘤很少见，但它是高脂血症的一种特异性症状，手掌心出现黄色瘤，严重时甚至无法握住东西，这种表现是Ⅲ型高脂血症的特异性症状；当三酰甘油的浓度达到每升数十克时，臀部、腹部会出现斑疹性黄色瘤，表现为直径 2 ~ 3mm 的黄色隆起。

由于高脂血症的发病是一个慢性过程，轻度高脂血症通常没有任何不舒服的感觉，较重的会出现头晕目眩、头痛、胸闷、气短、心悸、胸痛、乏力、口角歪斜、不能说话、肢体麻木等症状，最终会导致冠心病、脑卒中等严重疾病，并出现相应症状。

原发性高脂血症的分型及临床表现

原发性高脂血症可分Ⅰ型、Ⅱ型、Ⅲ型、Ⅳ型和Ⅴ型，其临床表现分述如下。

（1）Ⅰ型高脂血症。本病常在青少年时期，且多在10岁以内即被发现，其主要的临床表现是：在肘、背和臀部可见皮疹样的黄色瘤；肝、脾肿大；反复腹痛，常伴有急性胰腺炎发作；眼底检查可发现脂血症性视网膜。

（2）Ⅱ型高脂血症。本病的临床表现并不典型，主要表现为：黄色瘤可发生于眼睑部，表现为眼周围的一种黄色斑，也可发生于肌腱；早发动脉粥样硬化；常于40岁以前眼角膜上即可出现典型的老年环，形如鸽子的眼睛。

（3）Ⅲ型高脂血症。本病临床上较为少见，可为家族性，临床表现为：扁平状黄色瘤（常为橙黄色的脂质沉着），常于30～40岁时出现，发生于手掌部；结节性疹状黄色瘤和肌腱黄色瘤；早发动脉粥样硬化和周围血管病变；常伴肥胖和血尿酸增高。

（4）Ⅳ型高脂血症。本病常于 20 岁以后发病，可为家族性，但更多属于后天因素所引起，其临床表现为：出现肌腱黄色瘤、皮下结节状黄色瘤、皮疹状黄色瘤及眼睑黄斑瘤；视网膜脂血症；进展迅速的粥样硬化；可伴胰腺炎、血尿酸增高和糖耐量异常，但非家族性的，可表现不典型。

（5）Ⅴ型高脂血症。本病的临床表现常变化多端，患者常于 20 岁以前发病，可见肝、脾肿大，腹痛伴胰腺炎发作，饮食上脂肪和糖耐受不良，常具有异常糖耐量和高尿酸血症。

瘦人也可能患高脂血症吗

高脂血症有原发的高脂血症，也有继发的高脂血症，原因各不相同，所以在临床上表现形式多种多样。就身体胖瘦而言，最多见的是形体偏胖者，其次是形体不胖不瘦者，而瘦人患高脂血症者也不少见。因为高脂血症与形体胖瘦间无必然联系，所以不能以形体胖瘦来判断血脂高低。

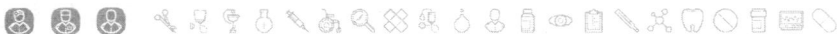

注意高脂血症的季节变化

人体内血脂和维生素 D 一样，存在季节的波动，在不同季节血脂水平是不一样的。

人和动物的血脂水平，在不同季节有非常显著的差异。血清胆固醇水平以秋季最高，夏季最低；而血清三酰甘油水平春季最高，秋季最低。所以秋季要减少蛋黄、动物内脏等高胆固醇食品的摄入，可适当增加动物油和植物油的摄入，防止血浆胆固醇的增高和三酰甘油的减少，保证冬季的热量供应。夏季可适当增加蛋黄和动物肉类食品，保证体内所需胆固醇的供应。春季血清三酰甘油水平偏高，所以要减少动物性脂肪的摄入，并控制总的能量摄入。

高脂血症是动脉粥样硬化的罪魁祸首

人们早就公认，血脂增高是促发动脉粥样硬化的重要原因。

血脂家族很大，是不是它的每一个成员都起这种坏作用呢？不是的。

引起动脉粥样硬化最主要的成分是个头不大不小的低密度脂蛋白。正常血管壁的内面有一层光滑的内皮细胞，当血脂增高或其他因素损害内皮细胞时，低密度脂蛋白便可乘虚进入内皮细胞。天然的低密度脂蛋白经内皮细胞氧化作用以后，很容易被吞噬细胞吞噬，而被氧化的低密度脂蛋白可对细胞产生损害，使吞噬了脂质的吞噬细胞积聚、变性，形成动脉粥样斑块中特有的泡沫细胞。血浆中低密度脂蛋白的浓度还受肝脏的调节，当肝细胞内胆固醇增多时，可使其调节功能下降，血中低密度脂蛋白浓度升高且被氧化而进一步损害血管壁。

近年来，许多分子生物学和病理学的证据证明，动脉粥样硬化病变是一种动脉壁细胞病理性增生的结果，甚至有人将粥样斑块称为一种良性肿瘤。血脂浓度增高可刺激平滑肌细胞、巨噬细胞释放细胞生长因子，还可激活血小板，使其凝集性增强并释放血小板源性的生长因子，促进动脉壁细胞的这种病理性增生。

高脂血症是导致动脉粥样硬化的重要因素，但不是唯一因素。它与其他许多因素协同作用才能最终导致病变形成。其他因素包括血小板功能状态、血管壁机械的或化学的损伤、遗传因素、维生素缺乏、无机盐摄取量等。

高脂血症是冠心病的头号凶手

高脂血症的患病初期没有特别症状。随着低密度脂蛋白在血管壁上沉积，产生斑块，使血管硬化变窄（称为动脉粥样硬化），就会阻碍血液向身体各部位运送营养，最终导致冠心病、心肌缺血、心脑血管栓塞以及脑卒中，致残或死亡。

据世界卫生组织统计，心血管病每年夺去 1200 万人的生命，占世界总死亡人数的 1/4，而冠心病是其中主要致死原因之一。

在中国，心脏病占城市主要致死原因的第 3 位，平均每 10 万人中，就有近 100 人死于心脏病。而在冠心病患者中采取积极降脂治疗，能显著降低冠心病死亡危险性。

高胆固醇血症是动脉粥样硬化的主要危险因素之一。冠心病患者血清总胆固醇多数在 5.0 ~ 6.5mmol/L（193 ~ 230mg/dl），血清总胆固醇在 4.5mmol/L（174mg/dl）以下者，冠心病发病的可能性较小。血清总胆固醇水平越高，冠心病发病的可能性越大，每降低 1%，冠心病发病的危险性可减少 2%。

研究显示，高三酰甘油也是冠心病的危险因素。虽然继发性或遗传性因素可升高三酰甘油水平，但大部分血清三酰甘油升高是代谢综合征所致。低高密度脂蛋白血症是冠心病的重要危险因素；血清高密度脂蛋白水平越低，发生动脉粥样硬化的危险性越大。研究显示，低密度脂蛋白升高是冠心病的主要病因。采取降低低密度脂蛋白的治疗，能降低 40% 的近期心脏病的发病危险。

头晕请检查一下血脂

一提到老年人的头晕，人们很容易就想到高血压和颈椎病等常见病。的确，不少老年朋友的头晕在服用降压药或是按颈椎病治疗一段时间之后，症状会有明显地减轻。可是，还有一些头晕的人，他们的症状不是每天存在，而是时有时无。头晕发作时，他们并不感到周围物体旋转，也不伴有头痛、恶心、呕吐等，测量血压基本正常，检查颈椎也无明显退行性变。这到底是怎么回事呢？如果给这些老年朋友查一下血脂，一切就会明了。血脂在老年心脑血管疾病的发生、发展中是个很重要的因素，动脉硬化与高脂血症密不可分。脑动脉硬化可致动脉管腔不同程度的狭窄，从而出现大脑供血不足，所以出现头晕、记忆力减退等症状。

第 3 章

诊断须知

确诊病症下对药，必要检查不可少

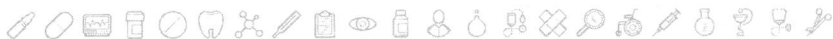

📇 高脂血症的诊断标准

根据我国现有的"高脂血症防治建议"中的标准，成人血脂检验标准如下。

（1）血清总胆固醇。血清总胆固醇≤5.2mmol/L（200mg/dl）为合适水平，5.23～5.69mmol/L（201～219mg/dl）为边缘升高，≥5.72mmol/L（220mg/dl）为升高。

（2）三酰甘油。三酰甘油≤1.70mmol/L（150mg/dl）为合适水平，>1.70mmol/L为升高。

（3）低密度脂蛋白。低密度脂蛋白≤3.12mmol/L（120mg/dl）为合适水平，3.15～3.61mmol/L（121～139mg/dl）为边缘升高，≥3.64mmol/L（140mg/dl）为升高。

（4）高密度脂蛋白。高密度脂蛋白≥1.04mmol/L（40mg/dl）为合适水平，<0.91mmol/L（35mg/dl）为降低。

目前临床上常用的化验项目主要包括总胆固醇、三酰甘油、高密度脂蛋白、低密度脂蛋白、载脂蛋白AⅠ、载脂蛋白B等6项（习惯上将前两者称为血脂两项，前四者称为血脂四项，全部六项称为血脂六项）。这些指标的正常数值如下。

血清总胆固醇：3.36～5.18mmol/L（130～200mg/dl）。

血清三酰甘油：男性为 0.45 ~ 1.81mmol/L（40 ~ 160mg/dl），女性为 0.23 ~ 1.22mmol/L（20 ~ 108mg/dl）。

血清高密度脂蛋白：0.9 ~ 2.19mmol/L（35 ~ 85mg/dl）。

血清低密度脂蛋白：≤ 3.12mmol/L（120mg/dl）。

载脂蛋白 AⅠ：1.10 ~ 1.60g/L（110 ~ 160mg/dl）。

载脂蛋白 B：0.69 ~ 0.99g/L（69 ~ 99mg/dl）。

载脂蛋白 A 与 B 的比值在正常情况下应高于 1.30，高脂血症时 A 与 B 的比值往往降至 1.0 以下。从上述可以看出，高脂血症主要是总胆固醇升高，而其主要成分是低密度脂蛋白，低密度脂蛋白又是与载脂蛋白 B 相结合的，这就必然导致载脂蛋白 A 与 B 比值的下降。

当发现血脂化验单上的以上数值超出正常范围时，首先应该检查一下血的样本是不是在空腹状态下采取的。一般要求患者在采血前一天晚 10 点钟开始禁食，于次日早上 9 点至 10 点钟采取静脉血。其次还应注意受试者的饮酒情况，因为饮酒能明显升高血浆中富含三酰甘油的脂蛋白及高密度脂蛋白的浓度。另外，在分析结果时，还应考虑到脂质和脂蛋白水平本身有较大的生物学波动，其中部分是由于季节变化、月经周期及伴发疾病等原因所致。最后再从临床角度寻找原因。

血脂六项检查的临床意义

（1）总胆固醇。升高见于胆管梗阻、肾病综合征、慢性肾小球肾炎、淀粉样变性、动脉粥样硬化、高血压、糖尿病、甲状腺功能减退、传染性肝炎、门静脉性肝硬化、某些慢性胰腺炎、自发性高胆固醇血症、家族性高 $\alpha-$ 脂蛋白血症、老年性白内障及牛皮癣等；减少见于严重贫血、急性感染、甲状腺功能亢进、脂肪痢、肺结核、先天性血清 $\beta-$ 脂蛋白缺乏及营养不良。

（2）三酰甘油。升高见于高脂血症、动脉粥样硬化、冠心病、糖尿病、肾病综合征、胆管梗阻、甲状腺功能减退、急性胰腺炎、糖原累积症、原发性三酰甘油增多症等。

（3）高密度脂蛋白。减少提示易患冠心病。

（4）低密度脂蛋白。增多提示易患动脉粥样硬化所导致的冠心病、脑卒中。

（5）载脂蛋白。载脂蛋白 AⅠ、载脂蛋白 B 可用于心脑血管风险度的估计，高密度脂蛋白、载脂蛋白 AⅠ下降和载脂蛋白 B 增高在心脑血管病最为明显，还见于高脂蛋白血症和其他异常脂蛋白血症。

哪些因素对血脂检查结果有影响

（1）生物学因素。个体、性别、年龄和种族等。

（2）行为因素。饮食、肥胖、吸烟、紧张、饮酒、喝咖啡和锻炼等。

（3）临床因素。内分泌或代谢性疾病、肾脏疾病、肝脏疾病、急性或暂时性疾病等疾病因素，以及抗高血压药、免疫抑制剂和性激素等药物因素。

（4）标本因素。禁食状态、血液浓缩情况、抗凝剂与防腐剂、毛细血管与静脉血标本贮存等。

高脂血症"家族"的常规分型

高脂血症在我国已不少见，据调查，成人中血总胆固醇或三酰甘油升高者占 10%～20%，甚至儿童中也有近 10% 血脂升高，而且高脂血症的发生率还有逐渐上升的趋势，这与我国人民的生活水平明显提高、饮食习惯发生改变等原因有密切关系。

高脂血症可根据发生异常改变的血脂成分的不同，分为以下 3 种类型。

（1）高胆固醇血症。主要表现为血清总胆固醇水平增高，可以

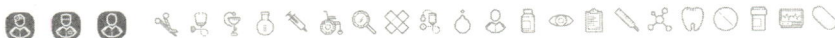

伴有低密度脂蛋白升高和高密度脂蛋白降低。正常人的血清总胆固醇应低于 5.2mmol/L，如超过 5.72mmol/L 可诊断为高胆固醇血症，血总胆固醇含量介于两者之间者为边缘性或临界性升高，也属不正常情况。血总胆固醇升高的确切病因尚不详知。有的发病与家族遗传有关，其家人中多有血胆固醇升高者，而且有的很年轻即发生了冠心病。有的患者可能因长期大量进食含胆固醇甚多的食物，如肥肉、猪油、动物内脏、贝壳类海鲜等，而使血总胆固醇升高。此外，肥胖、年龄增长（老年）、女性绝经等也与血总胆固醇升高有关。总之，大多数患者的发病是遗传基因缺陷或者这种缺陷与环境因素相互作用所致，只是目前尚难以对每位患者的病因做出诊断，因而称为"原发性高胆固醇血症"。少数患者的发病是其他疾病所致，如甲状腺功能过低、慢性肾病、糖尿病；某些药物，如利尿剂中的双氢克尿噻、激素类中的泼尼松或地塞米松等长期服用也可导致血胆固醇增高，因为这类患者的发病是在原有的疾病基础上产生的，故称为继发性胆固醇血症。不论本病为原发性或继发性，它们常有血中的低密度脂蛋白升高，血胆固醇与低密度脂蛋白的增高是促发冠心病的重要危险因素。所以，高胆固醇血症的防治是预防冠心病与动脉粥样硬化的关键措施之一。

（2）高三酰甘油血症。主要表现为血中三酰甘油增高，可以伴有高密度脂蛋白降低，而总胆固醇和低密度脂蛋白水平正常或略偏高。凡血清三酰甘油超过 1.70mmol/L 即可诊断为本症。其病因也与饮食有关，长期进食含糖类过多的食品、饮酒、吸烟，以及体力活动过少都可引起其发生。三酰甘油明显升高常见于家族遗传疾病，与遗传基因异常有关，这些患者的血液抽出后，上层往往像奶油状，下层则混浊。他们较易发生急性胰腺炎、糖尿病、胆管阻塞等疾患，也可促使"继发性三酰甘油血症"的产生。三酰甘油增高也很可能是冠心病和动脉粥样硬化的危险因素，患者还同时有极低密度脂蛋白的升高，如果其高密度脂蛋白明显降低，更易促发冠心病。

（3）混合性高脂血症。血中总胆固醇与三酰甘油同时升高者即可诊断为本病。其病因也与遗传、饮食或其他疾病有关。由于两种血脂成分均异常，以及高密度脂蛋白常常明显降低，引发冠心病的可能性更大。

高脂血症确诊后，患者应检验血糖、肝功能、肾功能和进行心脑血管疾病的相关指标检查，并注意尽可能确定有无促发高脂血症的其他疾病，必要时还需化验（实验室检查）家族中有关成员的血脂，以便查明病因，为进一步治疗打下基础。

哪些人需要定期检查血脂

为防患于未然，当您有下述情况时，如高脂血症家族史、肥胖、高血压、皮肤黄色瘤、冠心病、脑卒中、糖尿病、肾脏疾病、中老年人、绝经后妇女、长期高糖饮食者，请您及早检查血脂。普通人每 2 年检查一次血脂；40 岁以上的人每年检查 1 次血脂；高危人群和高脂血症患者听从医生指导，定期复查血脂。

头晕、头痛、失眠、胸闷气短、记忆力下降、注意力不集中、健忘、体形偏胖、四肢沉重或肢体麻木等，都是高脂血症的前兆。下列人员需要定期进行血脂检查。

（1）已罹患冠心病、脑卒中或周围动脉粥样硬化疾病的患者。

（2）高血压患者、糖尿病患者、肥胖者、吸烟者。

（3）有冠心病或动脉粥样硬化家族史者，尤其是直系亲属中有早发病或早病死者，家族中有高脂血症、黄瘤或黄疣的人。

（4）40 岁以上的男性和绝经后的女性，这部分人也属于冠心病或动脉粥样硬化的高危人群。

（5）儿童的高脂血症也应引起重视。美国把有冠心病高危因素的 2 岁以上的儿童也作为血脂检查对象，这些人包括父母或祖父母在 55 岁前经冠状动脉造影诊断为冠心病者和父母有高脂血症者。

掌握衡量血脂的"三把尺子"

衡量成人血脂水平不像白细胞、红细胞等，只有一个标准，目前来看，至少有3把尺子。

（1）无冠心病或其他动脉粥样硬化，也无冠心病或其他动脉粥样硬化危险因素者用第1把尺子。

（2）无冠心病或其他动脉粥样硬化，但有冠心病危险因素的用第2把尺子。

（3）有冠心病或其他动脉粥样硬化的用第3把尺子。

通常，冠心病或其他动脉粥样硬化危险因素如下：可以改变的危险因素，高脂血症、高血压、吸烟、糖尿病；不可改变的危险因素，年龄大、男性、女性绝经期后、冠心病家族史（指直系亲属中有冠心病史，尤其有55岁前早发冠心病的男性、65岁前发病的女性者）。危险因素越多，冠心病和（或）其他动脉粥样硬化的发病可能性越大。

所以，具体来说，第1把尺子：胆固醇应<5.72mmol/L（220 mg/dl），低密度脂蛋白<3.64mmol/L（140mg/dl）；第2把尺子：胆固醇<5.2mmol/L（200mg/dl），低密度脂蛋白<3.12mmol/L（120 mg/dl）；第3把尺子：胆固醇<4.68mmol/L（180mg/dl），低密度脂蛋白<2.6mmol/L（100mg/dl）。

血脂水平测定中的三酰甘油与高密度脂蛋白也有初步规定，但其研究还不如胆固醇、低密度脂蛋白深入，国内建议暂时定为只有一把尺子，即三酰甘油 <1.7mmol/L（150mg/dl），高密度脂蛋白应 >1.04mmol/L（40mg/dl）。

第 4 章

治疗疾病
合理用药很重要，综合治疗效果好

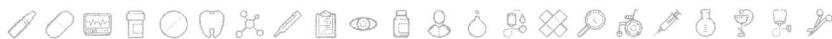

提高"好"胆固醇、降低"坏"胆固醇

要降低血液中的低密度脂蛋白（"坏"胆固醇）与升高高密度脂蛋白（"好"胆固醇）有4项措施：运动、减肥、戒烟、膳食与降低血脂药物。

（1）运动。尤其是较剧烈运动能显著升高高密度脂蛋白与降低冠心病的危险因素。例如，在41名35～59岁男性长跑运动员中，其平均高密度脂蛋白要比同龄不活动的男性高0.52mmol/L（20mg/dl），低密度脂蛋白低0.36mmol/L（14mg/dl）。有人发现经过4个月运动耐力训练后，能降低血三酰甘油、低密度脂蛋白与升高高密度脂蛋白水平。42名划船运动员，每周进行24小时的训练，能使高密度脂蛋白升高0.22mmol/L（8.6mg/dl），低密度脂蛋白降低0.52mmol/L（20mg/dl）。很多试验都证明，每周进行4次运动，每次半小时，如长跑、骑自行车、游泳，能在健康人中降低血三酰甘油、低密度脂蛋白与升高高密度脂蛋白水平。降低低密度脂蛋白胆固醇的生化机制尚不十分清楚，但有人发现，运动后肌肉和脂肪组织中的脂蛋白酯酶升高。

（2）减肥。超重和肥胖的人，其血中高密度脂蛋白低于0.9mmol/L（35mg/dl）的占37.7%，低于1.17mmol/L（45mg/dl）的占15.1%。

而正常体重者中，低于0.9mmol/L的占15.1%，低于1.17mmol/L的占22.5%，两者比较相差显著。若肥胖者在16周内减肥10kg，则5%的人高密度脂蛋白增加，15.8%的人低密度脂蛋白降低，30.1%者高密度脂蛋白与低密度脂蛋白的比值增加。

（3）戒烟。吸烟者吸烟的消耗量与血中的高密度脂蛋白呈负相关。对3096名工人的观察，吸烟者的高密度脂蛋白低于0.9mmol/L的人数比不吸烟者显著要高。检查者发现高密度脂蛋白高于1.69mmol/L（65mg/dl）的，没有一个是吸烟者。

（4）膳食和降脂药物。在有控制的严格的双盲法试验中，40～49岁的高胆固醇血症患者，4年中控制组与对照组均给予等热能但低脂肪、多不饱和脂肪酸膳食，结果其高密度脂蛋白与对照组比较增加了20%。

怎样升高"好"胆固醇

低高密度脂蛋白血症常见于肥胖、吸烟、缺乏运动的人，因此，对于高密度脂蛋白（"好"胆固醇）水平降低者，应强调以公共卫生措施为主的一线治疗，即锻炼身体、戒烟、减肥。运动锻炼可以有效地提高血清高密度脂蛋白水平。其次应治疗引起高密度脂蛋白

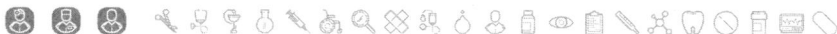

水平降低的原发疾病，如肾病综合征、糖尿病等。

当冠心病患者低密度脂蛋白水平增高，伴低高密度脂蛋白血症需采用降脂治疗时，应该选用能升高高密度脂蛋白的药物，例如烟酸。如果患者不能耐受烟酸的不良反应，还可以选用他汀类药物，这类药物有轻度升高高密度脂蛋白的作用。高三酰甘油血症伴低高密度脂蛋白血症需要治疗时，也应首选烟酸。孤立性低高密度脂蛋白血症伴高血压存在时，不宜选用能降低高密度脂蛋白的药物，如 β 受体阻滞剂，而改用不影响高密度脂蛋白水平的药物，如血管紧张素转换酶抑制剂、长效钙拮抗剂。孤立性低高密度脂蛋白血症而无其他血清脂质异常时，不推荐使用升高高密度脂蛋白的药物作为冠心病的一级预防。

治疗高脂血症要"达标"

目前我国医院大多都把血脂的总胆固醇正常值定为 ≤ 6.0mmol/L（230mg/dl），这个标准相当陈旧，极不利于心血管疾病的预防与治疗。事实上，早在 1997 年，《中华心血管病杂志》就发表了降脂治疗目标值：高脂血症没有危险因素者，总胆固醇 ≤ 5.7mmol/L（220mg/dl）；高脂血症伴有危险因素者，总胆固醇 ≤ 5.2mmol/L

（200mg/dl）；冠心病伴有高脂血症者，总胆固醇 ≤ 4.7mmol/L（180 mg/dl）。也就是说，如果一个冠心病患者经治疗总胆固醇从 6.2mmol/L（240mg/dl）降到 5.4mmol/L（210mg/dl），并不意味着血脂已控制到正常水平。

对降脂治疗的忽视已是普遍现象。患者未接受或未充分接受降脂治疗的原因包括：医生对于降脂治疗所带来的临床效益认识不足，对开始进行药物降脂治疗的血脂标准及应达到的理想目标水平不明确，对降脂治疗可能产生的不良反应疑虑过多，对饮食治疗效果过于乐观，对成本效益评估不恰当。

临床医生的治疗没有系统工程配套，其作用会大打折扣。医生搭完桥就万事大吉，患者以后吃不吃药没人管。患者也以为一次手术就根治了，不知道要吃药、吃什么药、吃多久，也不知道如何保持健康生活方式。在我国，很长一段时间内，心肌梗死、心绞痛或冠心病术后的患者，一部分死于院外，一小部分死于院中，一大部分死于出院后没有系统管理而复发。

治疗高脂血症同时预防冠心病

高脂血症与冠心病的关系非常密切，控制血脂水平已经作为冠

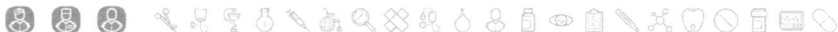

心病防治的最重要手段之一。

对临床上未发现冠心病或其他部位动脉粥样硬化性疾病者进行干预，以防止其发生冠心病，属于一级预防。对已发生冠心病或其他部位动脉粥样硬化性疾病者进行干预，控制危险因子，防止冠心病急性事件，属于二级预防。

区别一级与二级预防，并根据一级预防对象有无其他危险因素及血脂水平分层防治，以饮食治疗为基础，根据病情、危险因素、血脂水平决定是否或何时开始药物治疗。

（1）冠心病一级预防开始药物降脂治疗

①无冠心病危险因子者：胆固醇 >6.24mmol/L（240mg/dl），低密度脂蛋白 >4.16mmol/L（160mg/dl）。

②有冠心病危险因子者：胆固醇 >5.72mmol/L（220mg/dl），低密度脂蛋白 >3.64mmol/L（140mg/dl）。

（2）冠心病一级预防的血脂治疗目标

①无冠心病危险因子者：胆固醇 <5.72mmol/L（220mg/dl），低密度脂蛋白 <3.64mmol/L（140mg/dl）。

②有冠心病危险因子者：胆固醇 <5.20mmol/L（200mg/dl），低密度脂蛋白 <3.12mmol/L（120mg/dl），三酰甘油 <1.70mmol/L（150mg/dl）。

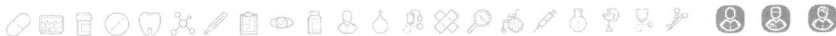

（3）冠心病二级预防开始药物降脂治疗

胆固醇 >5.20mmol/L（200mg/dl），低密度脂蛋白 >3.12mmol/L（120mg/dl）。

（4）冠心病二级预防的血脂治疗目标

胆固醇 <4.68mmol/L（180mg/dl），低密度脂蛋白 <2.60mmol/L（100mg/dl），三酰甘油 <1.70mmol/L（150mg/dl）。

高脂血症综合治疗措施

（1）改变不良的生活方式

生活要有规律，戒烟，避免暴饮暴食，不能过度饮酒，消除过度紧张情绪。

（2）调整饮食结构

以低热量、低胆固醇、低脂、低糖和高纤维素的"四低一高"饮食结构最为合理。

①控制摄入的总热量。尤其超重或肥胖者应减轻体重，达到标准体重的范围内。减轻体重的合适速度以每周 0.5 ~ 1kg 为宜。热量摄入的限制要根据患者的年龄、工作性质、活动能力和伴随疾病等几个方面综合考虑，一般 <40 岁者每天 2500 ~ 3000kcal

（10450 ~ 12540kJ），40 ~ 60 岁 者 每 天 2000 ~ 2500kcal
（8360 ~ 10450kJ），>60 岁者每天 1600 ~ 2000kcal（6688 ~ 8360kJ）。

②饮食治疗分两步进行。第一步是根据每天摄入的总热量分配，糖类占 50% ~ 60%，蛋白质占 10% ~ 20%，脂肪占 30%，其中饱和脂肪酸（如肥肉、全脂奶制品、蛋黄、带鱼、黄油以及动物内脏包括脑、肝、心、肾、肠等）、单价不饱和及多价不饱和脂肪酸（如瘦肉、禽肉、鱼、虾、豆制品、水果、蔬菜，植物油包括豆油、玉米油、花生油、菜籽油、鱼油、橄榄油等）各占 1/3，胆固醇每天 <300mg。

若第一步不能达到预期目的，就实施第二步饮食治疗，要求脂肪占 20%，饱和脂肪酸占 7%，胆固醇每天 <200mg。

③每天膳食中避免过多的甜食、甜饮料、糖果等，肥胖者更为注意。

④每天食品中的纤维素含量 >35g，如豆制品、燕麦、蔬菜、水果、粗粮等均含有较多的纤维素。

⑤乳糜微粒血症患者应食用含中链脂肪酸的脂肪类食品替代其长链脂肪酸。

（3）增强体力活动

加强体力劳动和体育锻炼不仅可减轻体重，调节体内异常血脂，还可降低血清三酰甘油、胆固醇和升高高密度脂蛋白，同时可降低血压和减少患糖尿病的危险性。运动时应注意的事项如下。

①运动前全面体格检查，对体质状况有一个估计，以便在医生指导下进行锻炼。

②锻炼时应循序渐进，根据自己原有的活动量开始进行。

③适时的活动，每天坚持运动1小时左右。

④适量的锻炼，在活动中不感到疲劳，身体轻微出汗，活动后感觉很轻松，食欲良好。

⑤活动种类要根据自己原有的活动基础，散步、爬楼、慢跑、登山、踢毽子、跳舞、打乒乓球等均可。

⑥运动一定要持之以恒。

（4）药物治疗

①饮食治疗和适量运动坚持3～6个月后，异常的血脂仍达不到理想水平时，已患冠心病或其他动脉硬化性疾病者，无冠心病但已有前面提及的2个或以上冠心病危险因素者，或已施行冠状动脉腔内成形术或冠状动脉旁路移植术后的患者，应考虑应用降脂的药物治疗。

血脂调节剂的主要作用有：阻止脂质或胆酸从肠道的吸收，并促进排泄；抑制体内脂质的合成或加速降解代谢；增强脂质代谢中有关酶或受体的活性。

②目前临床上使用的血脂调节剂主要有以下五大类。胆汁酸螯合剂，考来烯胺、考来替泊；烟酸类，烟酸、烟酸肌醇酯、阿昔莫司；苯氧芳酸类，苯扎贝特、吉非贝齐、非诺贝特、环丙贝特、益多酯、氯贝丁酯；普罗布考；3- 羧基 -3- 甲基戊二酰辅酶 A 还原酶抑制剂（他汀类药），洛伐他丁、辛伐他丁、普伐他丁、氟伐他丁。

（5）纯合子家族性胆固醇血症的治疗

目前尚无特效药物，可先施行门腔静脉吻合术后，或血浆净化疗法或基因转移治疗后，再服以降低胆固醇为主的药物，可降低血清胆固醇水平。

降低血脂药物的应用原则

（1）诊断明确。应用降低血脂药的目的是纠正、减少心血管病的危险性，为此要明确高脂血症的类型和程度。

（2）饮食疗法。采用饮食疗法，减少饮食中的胆固醇和饱和脂肪酸，适量增加多烯脂肪酸、纤维素、新鲜水果和蔬菜。3 ~ 6 个月若未达到要求，再根据高脂血症的类型选用不同效能的降血脂药。

（3）运动疗法。运动可以降低低密度脂蛋白，升高高密度脂蛋白。

如经 3 ~ 6 个月的适量运动和饮食疗法后，血脂水平仍高者，可采用药物治疗。

（4）消除其他危险因素。高脂血症只是动脉粥样硬化性心血管病的危险因素之一，在降低血脂治疗的同时，不可忽视其他危险因素的处理，如高血压、糖尿病、吸烟、肥胖和精神紧张等。

降脂药物的"大阅兵"

调节血脂药物种类较多，分类也较困难，就其主要调节血脂功能可分为降低总胆固醇、主要降低总胆固醇兼降三酰甘油、降低三酰甘油、主要降低三酰甘油兼降总胆固醇四大类。就其化学结构特点与主要调节血脂功能相结合来分类，可将常用的种类及制剂分为下列几类。

（1）胆酸螯合剂

这类药共同的调节血脂机制是阻止胆酸或胆固醇从肠道吸收，促进胆酸或胆固醇随粪便排出，促进胆固醇的降解。这类药有树脂类、新霉素类、γ– 谷固醇及活性炭等。新霉素类及 γ– 谷固醇因不良反应大或疗效欠理想，实际上已被淘汰。活性炭近年来曾试用于临床，其确切疗效与安全性尚待进一步证实。

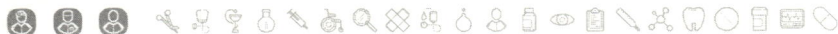

文献报道临床应用较多的有阴离子碱性树脂，本类药适合于除纯合子家族性高胆固醇血症以外的任何类型的高胆固醇血症，但对任何类型的高三酰甘油血症无效。对血清总胆固醇与三酰甘油都升高的混合型高脂血症，须与其他类型的调节血脂药合用才能奏效。主要的胆酸螯合剂有考来烯胺、考来替泊、地维烯胺，都是树脂类。

（2）3-羟基-3-甲基戊二酰辅酶A（HMG-CoA）还原酶抑制剂（简称"他汀"）

胆酸螯合剂降总胆固醇作用是公认的，但因不良反应较多，患者难以长期坚持服用。近年来，胆酸螯合剂的味道虽有改善，某些不良反应也可设法克服，但它们仅能阻止胆酸及胆固醇从肠道吸收，对胆固醇的体内合成无抑制作用，而大部分高胆固醇血症患者，血中总胆固醇主要来自体内合成。由此，单用胆酸螯合剂，尚不能达到理想疗效。近年来发现的他汀类药，能阻抑胆固醇的生物合成。单用他汀类药，或与胆酸螯合剂联用，对高胆固醇血症有更明显的疗效。他汀类药是一类新颖的有希望的调节血脂药，现有制剂有洛伐他汀、辛伐他汀、普伐他汀、阿托伐他汀等。

（3）烟酸及其衍生物

①烟酸。属B族维生素。当用量超过作为维生素作用的剂量时，可有明显的调节血脂的作用。烟酸调节血脂的疗效及剂量与服药前

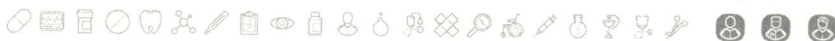

的血脂水平有关，血脂水平异常较明显，服药剂量宜大，疗效也更明显。

②阿昔莫司。一种新的人工合成的烟酸衍生物，它的适用范围与烟酸相似，与烟酸相比，具有抗脂肪分解作用的持续时间较长、效能较强等优点。

③烟酸肌醇。是由1分子肌醇与6分子烟酸结合而成的酯。该药从肠道吸收后在体内缓慢代谢，逐渐水解成烟酸和肌醇，然后发挥作用。它能缓和与持久地扩张外周血管，改善脂质代谢，并有溶解纤维蛋白、溶解血栓和抗凝血作用。其降低血脂的适应证与烟酸相同。

（4）贝特类氯贝丁酯

这类药中应用最早的一种。它主要是通过抑制腺苷酸环化酶，使脂肪细胞内环腺苷酸（cAMP）含量减少，抑制脂肪组织水解，使血中非酯化脂肪酸含量减少，导致肝脏极低密度脂蛋白合成及分泌减少。同时它可使脂蛋白酯酶的活性增强，加速极低密度脂蛋白及三酰甘油的分解代谢。这些都使血中极低密度脂蛋白、三酰甘油、低密度脂蛋白及总胆固醇的含量减少。另外，它还可通过抑制肝细胞对胆固醇的合成及增加胆固醇从肠道的排泄，使血中总胆固醇含量减少。

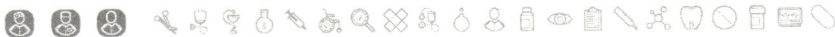

近几年来，发现氯贝丁酯的一些衍生物具有保持其调节血脂的功能等优点，而发生胆结石等不良反应明显减少。这些衍生物调节血脂的能力和剂量差别较大。

（5）普罗布考

有高度脂溶性，能在脂肪组织中蓄积，停药后逐渐从脂肪组织中释出。作用可维持数周，停药6个月，尚可在脂肪组织和血中测出药物。该药主要随胆汁从粪便中排出。在动物与人体都证明普罗布考有降总胆固醇及低密度脂蛋白的作用，但同时可使血清高密度脂蛋白水平降低，对三酰甘油无影响。其调节血脂的机制，至今未能阐明。

（6）泛硫乙胺

其调节血脂的能力是中等的，与阿昔莫司及益多酯调节血脂的幅度相近似。泛硫乙胺突出优点是不良反应少而轻，对肝、肾功能未见有害作用，且停药后1个月，仍能保持明显的调节血脂的效果。

（7）弹性酶

弹性酶是由胰脏提取或由微生物发酵产生的一种易溶解的弹性蛋白酶。它是由240个氨基酸组成的多肽，分子量为25900。它能阻止胆固醇的合成及促进胆固醇转化成胆酸，从而使血清总胆固醇水平下降。另外，它还有抗动脉粥样硬化及抗脂肪肝的作用。该药主要用于除纯合子家族性高胆固醇血症以外的高胆固醇血症。

（8）ω-3 脂肪酸

ω-3 脂肪酸以海鱼油中含量最为丰富，其中包括海鱼肉中的油，含大量二十碳五烯酸及二十二碳六烯酸。海鱼油调节血脂的机制尚不十分明了，可能是抑制了肝内脂质及脂蛋白的合成，促进胆固醇从粪便中排出。另外，它还能扩张冠状动脉，减少血栓形成，延缓动脉粥样硬化的进程，减低冠心病的发病率。这很可能是通过影响前列腺素代谢、改善血小板及白细胞功能而起作用的。大量食鱼的爱斯基摩人及北极居民，冠心病发病率很低。国内已生产出售多种浓缩鱼油制剂，但能正式作为药品用于临床的，主要有如下 3 种。

①多烯康胶丸。多烯康为天然浓缩鱼油制剂，主要含二十碳五烯酸和二十二碳六烯酸。该药具有降低三酰甘油和胆固醇、升高高密度脂蛋白的作用，在抗动脉粥样硬化、抑制血小板聚集和延缓血栓形成等方面具有显著的生理活性，同时，它还能降低血黏度。在临床上，尤其是在心血管疾病中，该药应用相当普遍。鉴于该药的生理特性，使用时应注意：有出血性疾病的人应尽量不用。如果用药期间出现出血情况，应该立即停药，无须特殊处理，多能短期内恢复正常。

②多烯酸乙酯。

③鱼油烯康。

除调节血脂作用外，海鱼油制剂还有抑制血小板聚集及延缓血栓形成的作用。近年来有资料提示，ω–3脂肪酸有助于经皮冠状动脉内成形术（PTCA）后防止冠状动脉再狭窄，但其可靠性尚待进一步验证。

（9）其他

各种杂志以及电视广告中，还可见到其他多种多样的调节血脂药，如燕麦片、亚油酸、橡胶种子油、蚕蛹油、月见草油、藻酸双酯钠和绞股蓝片等。这些调节血脂药的基础及临床研究资料所见甚少，结果也不一致，且难以重复。其安全性及实际疗效，尚待进一步验证。中医学这个伟大宝库，还有待进一步努力挖掘。

药物调整高脂血症

高脂血症患者的饮食疗法虽然十分重要，但不是每一位患者都能长期坚持，而且其降脂的作用也只有10%左右。所以，服用药物调整血脂代谢，就成了必须采取也更乐于被患者接受的治疗方法了。但饮食治疗毕竟是控制高脂血症的基本防治对策，千万不可误认为服用了降脂剂，便可无节制地享用高脂肪和高热量的美味佳肴，否则势必得不偿失。

近二十年来血脂调整药物种类繁多，各有特点，但应从中选择既能明显降低血总胆固醇和三酰甘油，又可升高具有抗动脉粥样硬化作用的高密度脂蛋白，全面调整血脂代谢的药物。

根据主要治疗作用的不同，血脂调整分为两大类：以降低血总胆固醇和低密度脂蛋白为主者，首推他汀类，如辛伐他汀、普伐他汀和氟伐他汀等；以降低三酰甘油为主者，以贝特类为代表，如非诺贝特和诺衡等。它们是防治高脂血症的一线药物，又都具有增高高密度脂蛋白的作用，在我国已广泛应用，深得专家的好评。

（1）他汀类。可使血总胆固醇降低 25% ~ 35%，低密度脂蛋白减少 30% ~ 40%，但对降低三酰甘油和升高高密度脂蛋白的疗效略差，所以主要用于高胆固醇血症的防治。这类药物一般只需每天服药 1 次，以晚餐后服用效果最好。如辛伐他汀每晚口服 5mg，约 4 周后疗效便很明显。普伐他汀和氟伐他汀每晚服用 10 ~ 20mg。上述各药如服用 1 个月后效果不佳，可适当增量。国产的血脂康也含他汀类降脂成分，疗效亦佳，可每天服用 2 次，每次 0.6g。近年已有很多大规模长期的临床研究充分证明这类药物可防治动脉粥样硬化，使冠心病患者的心肌梗死发生率或复发率大为降低，脑卒中和死亡人数都明显减少，因而受到广泛好评。凡已患冠心病者，最好长期服用本类药物，使血总胆固醇控制在4.7mmol/L（180mg/dl）以下。

（2）贝特类。可降低三酰甘油30%～40%，高密度脂蛋白上升20%～30%，是治疗高三酰甘油血症的首选药物，其中以非诺贝特和诺衡为常用。

他汀类和贝特类药物也可联合应用，治疗混合性高脂血症，即同时有血总胆固醇和三酰甘油升高者。

（3）其他。调整血脂药物还有比较常用的鱼油制剂，它们都含有从海洋鱼类中提炼出来的多价不饱和脂肪酸，主要可以降低三酰甘油，升高高密度脂蛋白，防治动脉粥样硬化与血栓形成，国产者以多烯康为代表。近年许多患者服用的美国深海鱼油与多烯康同类，并无特殊不同的功效，没有受到专家们的大力推荐。这类药物可能引起胃肠道出血、肝功能受损甚至视力下降，其安全性与疗效还有待更多的临床验证。至于过去常用的烟酸肌醇和许多以中草药为原料制成的降脂药物，尚缺乏大规模的科学临床验证，难以确定它们的治疗效果，通常不作为一线调整血脂的药物。

服用他汀类或贝特类等药物，应当注意以下几点。

（1）严格按照医生处方服药，不可自行随意更改药物和剂量。

（2）长期坚持不可中断，才能稳定降脂疗效，防治冠心病等心脑血管疾患。

（3）初次服药 1 ~ 3 个月内复查血脂和肝、肾功能等，长期治疗过程中也应定期检查以上项目，以便及时调整剂量，纠正不良反应。

（4）同时坚持饮食治疗，培养良好的生活习惯。

（5）这些药物都有一些不良反应，如引起恶心、厌食、转氨酶升高、肌肉疼痛等，所以服药前请详细阅读说明书，如有不良反应应及时就医加以纠正，包括减量服药与停药。

降脂治疗他汀类药是首选

有些人认为，高脂血症是由于高脂肪和高胆固醇食物摄入过多引起的，只要对饮食加以控制，就能达到降低血脂的目的。然而，事实并非如此。因为饮食治疗效果的个体差异很大，多数患者改变饮食后会有轻微疗效，仅少数患者疗效明显，而也有患者的低密度脂蛋白非但不降低，反而明显增加。由此可见，饮食疗法只能作为降低血脂的基础，单用饮食疗法并不能达到有效降低血脂的目的。

目前，在选择降脂药物方面也存在很大的误区，有不少人认为服用鱼油等保健品就能降低血脂，实际上这种观点是错误的。临床研究发现，鱼油制剂可以降低三酰甘油的轻度升高，但对总胆固醇和低密度脂蛋白影响甚小，根本达不到有效降低血脂的目的。

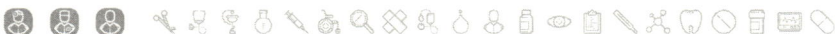

大量研究证实，他汀类降脂药可以有效降低低密度脂蛋白，适当升高高密度脂蛋白，并能明显降低三酰甘油水平。此外，这种降脂药还具有抗动脉粥样硬化的作用，如改善血管内皮功能、降低血液黏稠性、抑制血小板聚集、降低纤维蛋白原水平，可使不稳定的动脉粥样硬化斑块稳定。长期服用他汀类药物可显著降低死亡率，减少患者对冠状动脉搭桥术和经皮冠状动脉腔内成形术的需要。

已确诊为动脉硬化病的患者应首选他汀类降脂药。还无动脉硬化病的高脂血症患者，在选择降脂药时应区别对待：45 ～ 64 岁的男性患者，应首选他汀类降脂药；35 ～ 44 岁、65 ～ 75 岁的男性患者及绝经后的女性患者，他汀类或烟酸类降脂药均可考虑；绝经前女性极少需要降脂治疗；妊娠期间，树脂类药物是唯一安全的降脂药。

随着国人生活水平的日益提高，高脂血症的发病率有明显上升趋势，降低血脂已经成了与千家万户息息相关、迫在眉睫的事情，必须全民行动起来，打一场降低血脂的"持久战"。

🩺 降血脂药的不良反应及禁忌

（1）洛伐他汀

①不良反应有头痛、倦怠、胃肠道反应、皮疹、白细胞和血小

板减少、肝功能异常、周围神经病变等。

②儿童、孕妇、哺乳期妇女及对该药过敏者禁用，少数患者转氨酶明显升高，大量饮酒和有肝病史者慎用。

③与免疫抑制剂、吉非贝齐和烟酸合用可引起肌病，甚至发生横纹肌溶解，应特别慎重。

④与抗凝剂合用，偶见有凝血酶原时间延长和出血。

（2）辛伐他汀

①不良反应有肌酸磷酸激酶（CPK）一过性增高、肝功能异常、肌痛、肌无力等。

②肝病、磷酸肌酸激酶升高或诊断有肌病者、孕妇禁用，有肝病史及大量饮酒者慎用。

③用药期间应定期检查肝功能。

（3）普伐他汀

①不良反应可有头痛、倦怠、胃肠道反应、皮疹、白细胞和血小板减少、肝功能异常、周围神经病变、肌酸磷酸激酶升高、尿酸升高及尿隐血等。

②肝病、孕妇及哺乳期妇女禁用，有肝病史或饮酒史者慎用。

③对肝脏有损害，用药期间定期检查肝功能。

④如有不明原因的肌痛、触痛、无力，特别是伴有不适和发热者，

应特别注意。

（4）氯贝丁酯

①不良反应可有胃肠道不适、白细胞减少、斑状脱发、头昏、皮疹、肝功能异常、肌无力、肌痉挛、胸痛等。

②该药可增强抗凝血药物的作用。

③肝、肾功能不全者及孕妇忌用，糖尿病患者慎用。

④该药也可用于尿崩症。

（5）非诺贝特

①不良反应有胃肠道不适、食欲减退、嗳气、皮疹、白细胞减少或暂时性肝转氨酶升高，停药后可恢复正常。

②孕妇、哺乳期妇女、严重肝、肾功能不全者禁用。

③用药期间定期检查肝功能。

④该药有抗凝作用，可加强抗凝剂的作用。

（6）阿昔莫司

①开始服用时可出现皮肤红斑、热感和瘙痒，偶见有上腹部不适、头痛、乏力等。

②对该药过敏和消化道溃疡患者禁用，孕妇及哺乳期妇女慎用，肾功能衰竭者酌情减量。

③用药期间应低脂、低胆固醇饮食。

（7）吉非贝齐

①不良反应有胃肠道不适、食欲减退、嗳气、皮疹、白细胞减少或暂时性肝转氨酶升高，停药后可恢复正常。

②严重肝、肾功能不全者、哺乳期妇女禁用，孕妇及儿童慎用。

③该药有抗凝作用，应定期做凝血酶原检查。

（8）苯扎贝特

①严重肾功能衰竭患者、孕妇及哺乳期妇女禁用，儿童应用应特别慎重。

②该药可加强抗凝血药、抗高血压药、胰岛素及磺酰脲类降糖药的作用。

（9）考来烯胺

①该药长期服用可引起脂肪吸收不良，应适当补充维生素 A、维生素 K、维生素 D 及钙盐。

②该药不可加大剂量，以免引起胃肠道反应。

（10）亚油酸

不良反应有恶心、腹胀、食欲减退、大便次数增加等，减量或停药后即可消失。

（11）藻酸双酯钠

①不良反应可有发热、白细胞和血小板减少、血压降低、变态

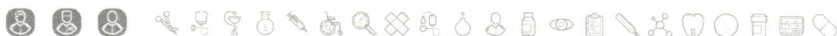

反应、肝功能及心电图异常、头痛、心悸、烦躁、乏力、嗜睡、子宫或结合膜下出血等。

②严重肝、肾功能不全和有出血史者禁用。

③禁止静脉注射或肌内注射。

（12）多烯康

①该药大剂量可有消化道不适。

②该药可增加阿司匹林和香豆素类药物的抗凝作用。

③有出血性疾病患者禁用。

如何看待降脂药的不良反应

由于降脂药需长期服用，患者无一例外会遇到药物不良反应问题。主要包括以下几个方面。

（1）消化道反应，如恶心、厌食、呕吐、腹泻、腹胀、胆结石等。

（2）肝功能异常，表现为肝大、转氨酶升高、黄疸指数升高等。

（3）肌影响，轻者出现肌无力、肿胀、疼痛，重者可出现肌溶解的表现，血中肌酸磷酸肌酶升高，甚至可以导致肾功能衰竭。

（4）神经系统表现，多数为头痛、失眠，少数可出现精神症状。

（5）皮疹、白内障等。

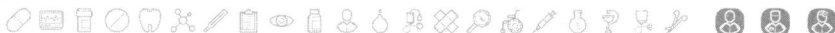

上述不良反应中，尤其以药物所致的肝功能异常最为患者所关注。

服用降脂药时，一旦出现不良反应该怎么办呢？

首先，应了解与药物不良反应相关的因素。

（1）个体差异。也就是每个人对药物的敏感性不同。有的患者服药很长时间，肝功能均正常；而有的患者服药很短时间，肝功能却出现损害。

（2）药物之间的差异。如他汀类药物有时可引起转氨酶升高。

（3）合用药物。尤其是贝特类药物与他汀类药物合用时，或合用了其他影响肝功能的药物。

（4）原来疾病的情况。如原来患过肝病者用时要慎重。

（5）剂量。大剂量用药容易出现肝损害。

其次，用药过程中应注意，降低血脂药一般都需长期服用，有的甚至需终身服用。不同个体对同一药物的疗效及不良反应有相当大的差别。一般来说，服药后 1 ~ 3 个月应复查血脂、肝及肾功能，还应定期复查肌酸激酶及血尿酸水平。长年服药时，可每 3 ~ 6 个月复查 1 次。与此同时，应做有关的随诊观察，以便及时调整剂量或更换药物。

再次，即使出现肝损害，患者也不必惊慌失措。药物性肝损害大多为一过性，停药后即可恢复正常。一般认为：转氨酶升高至正常值的 3 倍或 3 倍以上时，应暂停用药，等肝功能恢复正常，再在医生指导下换用对肝功能损害较小的降脂药；如转氨酶略有升高，可在医生指导下适当减服降脂药，或检查有否其他原因；若转氨酶升高明显但低于正常值的 1/3，可在医生指导下用一些保护肝脏的药物，适当休息，绝大多数患者可较快恢复，并能坚持长期治疗。

哪些患者不宜进行降胆固醇治疗

（1）活动性肝炎的患者不宜使用降胆固醇的药物。因为降脂药物在肝脏代谢，因而可加重肝脏的损害。

（2）怀孕或哺乳期妇女不宜使用降胆固醇药物。因为动脉粥样硬化是慢性过程，所以妊娠期停用降脂药物对治疗原发性高胆固醇血症的远期效果影响甚少。而且，胆固醇及其生物合成途径的其他产物是胎儿发育的必需成分，包括类固醇和细胞膜的合成。他汀类降脂药物在降低胆固醇生物合成的同时，也减少了胆固醇生物合成通路的其他产物。所以孕妇服用这类降低血脂药物可能有损于胎儿。

降低血脂药物及其代谢产物是否经人乳分泌，目前还缺乏研究。由于许多药物经人乳分泌，而且因降脂药物潜在的不良反应，因此哺乳期妇女不宜服用降脂药物。

（3）必须强调，并非所有的冠心病患者都适合进行降低胆固醇的治疗。70岁以上高龄的老年患者，慢性充血性心力衰竭、痴呆、晚期脑血管疾病或活动性恶性肿瘤的患者，都不宜采取降脂治疗。

能降低血脂的中草药

（1）泽泻。可明显抑制家兔主动脉粥样硬化斑块的形成及其血胆固醇的含量，可抑制小鼠肠对胆固醇的吸收及体内胆固醇的合成，有助于胆固醇的运转和排泄，还具有干扰胆固醇吸收、分解和排泄的作用。

（2）山楂。国外应用山楂属植物制成各种制剂，用于治疗高脂血症及冠心病已多年。国内证明山楂的醇制剂、浸膏总皂苷对实验中家兔的动脉粥样硬化有降压降脂作用，可减轻脂类的沉积。

（3）决明子。据报道有用决明子煎剂、糖浆片剂治疗高胆固醇血症100例，总有效率为98%。实验证明决明子具有抑制血胆固醇升高和动脉粥样硬化斑块形成的作用。其降脂作用可能与决明子所含芦荟大黄素、大黄素等能促进肠管运动、抑制胆固醇吸收有关。

（4）茵陈。所含的香豆素类有降脂活性，可降低动物血清胆固醇，使主动脉硬化减轻。

（5）虎杖。虎杖所含大黄素成分，可减少外源性胆固醇过多进入体内。动物实验表明虎杖有明显的降脂作用。临床报道有用虎杖治疗高脂血症 124 例，其降胆固醇有效率为 47.1% ～ 100%，降三酰甘油有效率为 27.2% ～ 83.3%。

（6）大蒜。大蒜的有效成分大蒜精油，能阻止动脉脂质增生、胆固醇诱发的 β– 脂蛋白增加及 α– 脂蛋白下降，还能明显降低主动脉胆固醇含量和主动脉粥样硬化。

（7）姜黄。姜黄能促进胆汁分泌，其提取物可明显降低实验性高脂血症动物的血胆固醇含量。姜黄醇提取物、挥发油和姜黄素都有降低血胆固醇、三酰甘油和 β– 脂蛋白的作用，以降三酰甘油最显著，并能使主动脉中的胆固醇、三酰甘油含量降低。

（8）首乌。首乌为蓼科植物何首乌的块根，含有大黄酚、大黄素、大黄酸等，能促进肠道蠕动，加快胆固醇排泄，减少胆固醇吸收，从而起到降低血脂、抗动脉粥样硬化的作用。临床应用何首乌片，效果较煎剂明显。口服片剂每次 5 片，每天 3 次，用药 1 ～ 3 个月，有效率可达 89%。停药后血脂有回升，说明收到疗效后宜坚持服药以维持疗效。何首乌有补益肝、肾的作用，特别适合于老年高脂血症兼有肝、肾阴虚且大便偏干者。临床所用降脂方剂中亦普遍使用何首乌。

（9）人工虫草。冬虫夏草是一种真菌，寄生于蝙蝠蛾幼虫所形成的子座，与幼虫僵体干燥而得。人工虫草是从青海采集新鲜虫草标本上分离下来的麦角菌科真菌冬虫夏草菌，经培养发酵后得到的菌丝体。实验证明能降低血脂，抑制动脉粥样硬化形成。临床应用丸剂，每次 3 丸，每天 3 次，连续 1 ~ 2 个月，降胆固醇有效率 61.2%，降三酰甘油有效率 56.7%，高密度脂蛋白上升 27.19%。适用于各型老年高脂血症。

（10）大黄。大黄是蓼科植物大黄的根，所含有效成分及降脂的作用机制与首乌类似。临床给高脂血症患者口服大黄粉，每次 0.25g，每天 4 次，1 周后改为每天 3 次，疗程 1 个月。降胆固醇有效率达 84%，三酰甘油也有一定程度下降。大黄适用于偏实证及大便干者。老年人多瘀，瘀则致病。大黄虽为破血药，但运用适当，可以起以泻为补的作用，正所谓"通便可强身，泄浊能延年"。

（11）灵芝。本药为多孔菌植物紫芝或赤芝的全株。临床还常用赤芝的深层培养发酵液和菌丝加工制成糖浆或片剂。灵芝能明显地减轻实验性高脂血症，对动脉粥样硬化形成也有一定的抑制作用。临床应用降胆固醇有效率为 84% ~ 86%，降三酰甘油的有效率达 50% ~ 71%。适用于老年虚证高脂血症。

（12）蒲黄。蒲黄为香蒲科植物长苞香蒲的花蕊（包括花籽），能抑制肠道吸收外源性胆固醇，从而起到降低血脂的作用。但只有生蒲黄有作用，蒲黄油及残渣均无药效。临床所用的片剂或冲剂每日量相当于生药30g，疗程1～2个月，有显著的降胆固醇的作用。适用于老年高脂血症、偏实证及并发冠心病或肥胖者。

（13）没药。没药为橄榄科植物没药的树胶树脂，含树脂25%～35%，挥发油2.5%～10%，动物实验证明本药能明显降低家兔胆固醇，并能防止动脉粥样斑块的形成，还有降体重的作用。

临床观察亦有明显降胆固醇的作用，有效率近70%，对三酰甘油疗效不肯定。经没药治疗后，患者高密度脂蛋白还略有增加，有明显的降血浆纤维蛋白原作用，对高凝状态继发的纤溶亢进有效。适用于老年高胆固醇血症并发冠心病心绞痛患者。

（14）月见草。用月见草种子提炼的月见草油，含75%的γ-亚油酸和7%～9%的γ-亚麻酸。γ-亚麻酸是前列腺素前体，具有降低血脂、抗血栓、改善血液流变学等生理活性。临床应用表明，每次2g，每天服药2次，降胆固醇总有效率为68.2%，降三酰甘油总有效率81.5%，并且能提高高密度脂蛋白，对肥胖者尚能减轻体重。适用于各型老年高脂血症。

（15）红花。红花油中含有亚油酸、油酸、亚麻酸等多种不饱和脂肪酸。给高胆固醇血症的家兔口服红花油，每天1g/kg体重，可明

显降低其血清总胆固醇和三酰甘油水平。常用量为每次 20ml，每天
3 次，拌菜或内服，连续 4 ~ 5 个月，降胆固醇有效率为 72%，但
停药半个月后又有回升趋势。

（16）茺蔚子。茺蔚子是益母草的果实，含油量 37%（油酸、亚
油酸等不饱和脂肪酸）。临床上常用茺蔚子冲剂，每天服用量相当
于生药 30g，疗程为 1 个月，降三酰甘油效果优于降胆固醇，不良反
应小。适合于各型老年高脂血症。

（17）女贞子。女贞子是木樨科植物女贞的果实，有降胆固醇及
三酰甘油的作用，能使实验性主动脉粥样硬化斑块消退。临床所用
蜜丸能降胆固醇及低密度脂蛋白，无明显不良反应。尤适用于老年
高脂血症偏虚证者。

（18）水飞蓟素。水飞蓟素为水飞蓟种子中提取的总黄酮。实验
表明本药不仅使血中胆固醇浓度下降，还能进一步清除肝、肾组织
中脂质沉积。临床有降胆固醇及三酰甘油功效，适用于老年高脂血症、
脂肪肝。

常用的降脂中成药

（1）常用的降脂中成药

①脂可清胶囊。主要成分为葶苈子、黄芩、茵陈蒿、山楂、泽泻、大黄、木香等。服用量每次 2 ～ 3 粒，每天 3 次，疗程为 1 个月。可使胆固醇、三酰甘油和低密度脂蛋白明显降低。306 例临床观察显示，总显效率为 70.9%，总有效率高达 94.1%。

②降脂平。主要成分为平菇多糖（每片含平菇多糖 9.5mg），口服量每次 4 片，每天 3 次，连服 45 天。有明显的降胆固醇、降三酰甘油作用，并可使低密度脂蛋白下降，高密度脂蛋白上升。未见毒性和不良反应。

③大黄醇片。每片含大黄醇 0.25g，口服量每天 3 片、空腹 1 次服用，疗程为 3 周。可使胆固醇、低密度脂蛋白、三酰甘油降低。

④消补减肥片。主要成分为黄芪、蛇床子、白术、大黄、香附、姜黄等，每片 0.5g。口服每次 6 ～ 8 片，每天 3 次，饭前半小时服用，疗程为 1 个月。结果显示，消补减肥片对血清三酰甘油、低密度脂蛋白及总胆固醇有明显降低作用，有效率达 87%，还能明显地降低载脂蛋白 B。除此之外，消补减肥片还可明显改善症状，降低体重。

（2）常用的降脂复方中药

①复方何首乌片。何首乌 6g，桑寄生 18g，黄精 10g（1 天量），制成浓缩片剂，分 2 次口服。据临床观察，可使胆固醇下降，无明显不良反应。适合老年虚证高脂血症。

②玉植养心冲剂。每袋20g，相当于山楂、玉竹的生药各18g。每天2次，每次1袋，疗程1~2个月。降胆固醇有效率30%，降三酰甘油有效率63%。适合于老年高脂血症伴有消瘦、纳差、胃酸少的患者。

③首乌延寿丹。本方由制首乌、豨莶草、菟丝子、杜仲、牛膝、女贞子、桑叶、金银花、生地黄、桑葚、金樱子、旱莲草、黑芝麻组成，能降低胆固醇并减轻脂质在动脉壁的沉积。适合于肝肾两虚、年迈体弱、须发早脱的高脂血症患者，每次1丸，每天3次。

④白金丸。由白矾、郁金组成。1975年发现其有降低胆固醇、三酰甘油的功效，并可使患者的头昏、胸闷、心痛等症状明显改善，对于肥胖者还可减轻体重。白金丸中的白矾主要含硫酸铝钾，具有收敛作用，可减少胆固醇在肠道的吸收；郁金中所含的挥发油则有刺激胆汁分泌的作用，可增加胆酸的排出。临床观察344例高脂血症患者，每次口服6g，饭后服用，每天3次，疗程为20天，连服2~3个疗程。治疗结果显示，胆固醇平均下降2.23mmol/L（85.9mg/dl），三酰甘油平均下降0.77mmol/L（70.6mg/dl），低密度脂蛋白平均下降4.57mmol/L（175.9mg/dl），其中73%的肥胖患者体重平均下降3.5kg。主要不良反应为少数患者初始服药时可出现口干、恶心、胃部不适、便秘等消化道反应，一般并不严重，多不需处理，逐渐

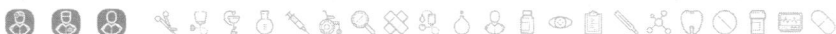

自行消失。

中药降低血脂的常用组方

（1）山楂、槐角、草决明。

（2）葛根、桑寄生、决明子、山楂。

（3）黄精、玄参、泽泻、夜交藤、山楂。

（4）首乌、泽泻、决明子、虎杖、山楂。

（5）茶树根、虎杖、丹参、玉竹、何首乌、鸡内金、山楂。

（6）首乌、决明子、金樱子、茵陈、泽泻、山楂、鸡内金。

（7）首乌、葛根、山楂、红花、桃仁、郁金、丹参。

（8）灵芝、山楂、决明子、赤芍药。

（9）山楂、葛根、丹参、三七、木香。

（10）金槐冠心片、复方平脂宁。

中药泽泻、首乌、黄精、枸杞及复方平脂宁等都有抗脂肪肝的作用；骨碎补、首乌、泽泻、决明子、山楂、灵芝、蒲黄、山药、野蔷薇、大蒜精油等均有抗动脉粥样硬化的作用。糖尿病患者由于胰岛素相对或绝对不足而致糖、脂代谢紊乱，多伴有高脂血症，在治疗糖尿病同时可选用上述中草药或复方煎服，对降低血脂、防止动脉粥样硬化具有一定作用。

🩺 高脂血症的常用方剂

（1）处方1。女贞子1500g，蜂蜜适量。制法：女贞子水煎2次，每次1小时，去渣，合并2次药液浓缩成膏状，烤干碾碎，加适量蜂蜜调匀，贮瓶备用。每天服用量相当于女贞子生药50g，分3次空腹服，疗程为1个月。结果可使三酰甘油明显下降，最大可达1.4mmol/L（128mg/dl），最低下降0.62mmol/L（57mg/dl）。对低密度脂蛋白和胆固醇仅有轻度作用。无明显不良反应。

（2）处方2。茵陈15g，水煎代茶饮，每天1剂，疗程为1个月。用本方治疗高胆固醇血症，两个疗程有效率可达到100%。胆固醇平均下降1.1mmol/L（42.4mg/dl）。

（3）处方3。生首乌、熟地黄、麦门冬、夜交藤、北沙参、黑玄参、合欢皮各15g，杭菊花、杭白芍各9g。以水煎服，每天1剂，分早晚服用。服用本方十余剂即有明显效果，且患者其他症状如头昏、失眠、心悸、心绞痛、胸闷、高血压等均有不同程度的好转。对本组患者随访1～2年，血脂均保持正常。

🩺 高脂血症的特殊治疗有哪些

高脂血症除饮食和药物治疗外，还有一些特殊的治疗方法，如血浆净化治疗（洗血或换血）、手术治疗和基因治疗。平时患者咨询最多的是前者。血浆净化主要有两种方法：一是血浆交换法，即取出患者的血液，每次 300 ~ 500ml，分离后，去除血浆及其中的胆固醇，把红细胞、白细胞等成分输回体内；二是选择性低密度脂蛋白去除法，比较复杂，要在换血机内安装一种特异性过滤器，将血液过滤，达到降低胆固醇的效果。血浆净化治疗适用于血胆固醇升高非常显著者，不宜常规使用，其原因如下。

（1）每次疗效仅能维持 1 个月左右，患者需长期多次治疗。

（2）费用很高，一般患者难以承受。

（3）多次治疗可能会导致感染，尤其是病毒性肝炎、艾滋病等问题防不胜防。

（4）一般医疗单位没有能力购买这种机器，故血浆净化治疗只能作为药物治疗的一种补充。

至于高脂血症的手术治疗主要适用于那些家族性高胆固醇血症患者。手术方式有 3 种：部分回肠切除或空肠旁路手术减少小肠吸收脂肪；门腔静脉分流吻合，使胆固醇合成减少；肝移植。

　　基因治疗目前正处于实验室阶段，如果能大量应用于临床，将使众多高脂血症患者摆脱长期用药之苦。这些方法，主要是使血中低密度脂蛋白水平降低，因低密度脂蛋白重量的 50% 是胆固醇。

第 5 章

康复调养

三分治疗七分养，自我保健恢复早

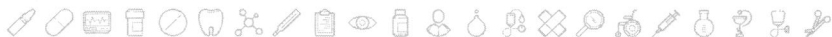

血脂高一定要吃药吗

血脂增高多与人们的生活饮食习惯有关,部分患者有遗传倾向。当血脂增高只是处于初级阶段时,也就是说还没有发现有高血压、心脏病等心脑血管疾病时,特别是年轻人和绝经期的妇女,完全可以用改变生活方式和饮食调理来降脂,如控制高脂肪、高热量食物的摄取,多吃粗粮、蔬菜和水果,戒烟限酒,坚持运动、减肥等非药物治疗,只要持之以恒,必有效益。

在非药物治疗效果不好,或已伴有高血压等并发症时,可考虑在医生的指导下使用降脂药。降脂治疗,能不吃药就不吃药,因为任何药物都会有一定的不良反应,降脂药也不例外。再说,即便吃药也要与饮食调理、运动减肥等结合起来才会有好的效果,不能光依赖药物来降低血脂。

如果患者除了高脂血症外,还伴有高血压、冠心病、糖尿病及动脉粥样硬化等症时,或是有冠心病家族史、高密度脂蛋白<1.1mmol/L(42mg/dl)时,则应在医生指导下进行积极的药物降脂治疗,并坚持配合运动饮食等非药物疗法,将血脂控制在理想水平上,以维护血管功能,降低和减轻高血压、心脏病等疾病发生的危险性。

降脂治疗是一件长期的事情,患者不要期望能在短期内治愈,也不要见血脂降到正常水平就不再注意饮食，否则血脂又会反弹升高。高脂血症导致的不良后果是缓慢产生的，不要因为目前没有明显的症状和不适而忽视对它的治疗，等到出现并发症时再进行治疗，就为时已晚了。

走出降脂治疗的误区

降脂误区一：高脂血症不就是血中的脂肪多一点，没有什么要紧的。

大量科学研究已不容置疑地证实：高脂血症是导致动脉粥样硬化的元凶，而动脉硬化是导致心脑血管疾病，如冠心病、高血压、脑卒中最主要的罪魁祸首。据统计约有80%的心血管疾病是由高脂血症引起的。而全世界每年有1500万人死于心脑血管疾病，远远高于癌症死亡人数，占死亡原因第一位，且"霸主地位"呈上升趋势。在我国，心脑血管疾病的发生率高达总人口的8%，死亡率高达总死亡率的50%，也就是说我国有超过1亿人患有这方面的疾病。同时高脂血症还可以加重糖尿病、脂肪肝、肾病综合征等很多相关疾病，对人体健康是非常有害的。而且更为严重的是，高脂血症导致动脉硬化已有年轻化的趋势。高脂血症已不仅仅威胁到老年人的身体健康，对于青年人甚至是儿童也是健康的巨大隐患。

高脂血症并不是一个不"要紧"的疾病，而是一个严重影响健康，可以致残、致死的疾病。

降脂误区二：没有感觉就没有疾病。

高脂血症最危险的正是它不易为人们所察觉，在疾病较轻的时候没有任何感觉，必须通过化验才能发现。高脂血症是无形的杀手，它在我们青年时代就开始侵蚀血管，中年时病情发展，但可能没有任何感觉，直至中老年时，它造成了心脑血管疾病并产生了心绞痛、心肌梗死、偏瘫等严重的症状甚至危及生命的时候，人们才真正引起警惕。但那时带来的可能会是不可逆转的心脑损害，甚至生命的代价。

所以世界卫生组织（WHO）提出：正常人应该每2年检查一次血脂，40岁以上的人应每1年检查一次血脂，体型肥胖者，长期吃糖太多，长期吸烟、酗酒，习惯静坐，生活无规律，情绪易激动，精神常处于紧张状态者，已经患有心血管疾病如冠心病、高血压、脑血栓及患有高脂血症的患者，或者有黄色瘤，应在医生的指导下定期检查血脂。

没有感觉一样存在疾病，定期检查、早期诊断、早期治疗是关键。

降脂误区三：只要血脂正常了，就可以停药了。

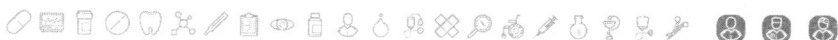

当血脂降到接近期望水平，应适当减少用药剂量，长期小量维持治疗，而不应立即完全停药。这是因为高脂血症除有外界原因，如饮食、运动等，还有自身代谢、遗传等原因，它们在体内长期影响着血脂。例如胆固醇的产生主要是体内小肠、皮肤和肝脏（约80%），仅有20%是由食物提供的，所以体内代谢等因素非常重要。对于高脂血症的治疗正如高血压、糖尿病的治疗一样，目前还需长期服药，有的甚至需终身服用。任何一种降脂药物，都无法达到"一劳永逸"的效果，一旦停药，血脂往往又恢复至治疗前水平。

长期坚持服药，我们近期看到的是血脂指标的改善，远期受益的将是心脑血管疾病发生率、死亡率的大幅度降低，所以长期服药是有其中的道理可寻的。

如何进行高脂血症的三级预防

人到中年，由于工作紧张，缺乏运动、生活饮食不规律，尤其是过量食用高脂肪食物，容易造成高脂血症。高脂血症的三级预防可分为人群预防和个人预防。

（1）一级预防

①定期进行健康体检，对于高危人群一定要定期监测血脂水平。

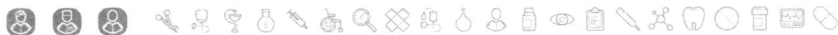

高危人群包括：中老年男性，绝经后的妇女，有高脂血症、冠心病、脑卒中家族史的健康人，各种黄色瘤患者，以及超重或肥胖者。

②上述高危人群要注意学习保健知识，积极参加体育锻炼，改善饮食结构，控制热能摄入，已有肥胖的人要注意积极而科学地减肥。

③积极治疗可引起高脂血症的疾病，如肾病综合征、糖尿病、肝胆疾病、甲状腺功能减退等。

（2）二级预防

①饮食治疗。所有的高脂血症患者都应首先进行饮食治疗。大多数轻度或中度患者都可以通过饮食治疗得到很好的控制，重症高脂血症患者或经过半年饮食治疗无效者，则应配合药物治疗。

②药物治疗。近年来无论西药还是中药都有不少进展。

③适当锻炼。在进行饮食治疗和药物治疗的同时，我们不能忘记坚持有规律的体育锻炼。

（3）三级预防的内容主要是针对冠心病、胰腺炎、脑卒中等并发症的治疗。

预防高脂血症的原则

（1）合理饮食。饮食疗法是防治高脂血症的基础疗法。饮食要以低脂、低胆固醇、适量蛋白质的食物为宜，少食动物内脏及一些含胆固醇高的食物。减少食入肥肉、黄油、鸡蛋，增加家常食物如瘦肉、鱼、人造黄油，能使人的血清胆固醇平均含量明显降低。不吃或少吃高脂肪食品，如猪脑、牛脑、羊脑、鸡肝、鱼子、肥肉、带鱼、鳗鱼、鱿鱼、黄鳝等。多吃含蛋白质较多的食品，如瘦肉、鸡、鸭、鳜鱼、鲍鱼、甲鱼、黄鱼、鲫鱼、海蜇、蛋白等。多吃新鲜蔬菜、水果和豆类。食用含不饱和脂肪酸的食用油，如豆油、菜油、麻油、玉米油等，不要食用椰子油。平时饮食宜清淡，限制蔗糖、果糖、葡萄糖及含糖甜食摄入，忌暴饮暴食，多吃新鲜绿色蔬菜和水果以及含碘丰富的食物（如海带、紫菜等）。

改善膳食，少吃动物脂肪及内脏、甜食及淀粉类；多吃植物蛋白、油类、水果、鱼类以及含纤维素高的蔬菜（如芹菜、韭菜等），少吃盐和糖。每餐饮食要适当，不宜暴饮暴食。

（2）体育锻炼。适当的体力活动对调整血脂代谢有作用，但应根据原来体力活动的习惯，视年龄及心肺功能情况而定。一般来说，做保健操、打太极拳等对降脂都有利。如血脂已恢复正常应减量或停用。加强体育锻炼，有氧运动每周至少3次，每次30分钟以上。

（3）减轻体重。肥胖者要控制饮食，控制摄入量，增加消耗，使体重逐渐恢复到标准体重。

（4）戒烟，少量饮酒。

（5）控制影响血脂的其他疾病。

（6）适量饮茶。因茶叶中含茶碱和儿茶酸（内含茶多酚），既可改善血管弹性，又对防止血脂增高、预防血管硬化及冠心病有利。

（7）保持心情平静。过度的紧张和情绪激动，都可引起血脂代谢紊乱，从而导致血脂增高。

老年高脂血症的降脂与延寿

当治疗老年高脂血症时，医生应首先考虑到患者的年龄、性别和健康状况。对于老年人的任何治疗，最先考虑的应是对延寿是否有意义和治疗措施可能对其生活质量产生的影响，综合评价治疗措施的实际意义，确定合理的治疗方案。年龄高于70岁的人，各种原因引起的死亡日益增加，因而期望通过降脂治疗减少老年人心血管病的病死率变得相当困难。已有的资料表明，75岁以上的老年人，降低其低密度脂蛋白并不能提高其寿限。但低于75岁的老年人，尤其是女性一级和二级预防高脂血症和冠心病，仍是一个很有意义的目标，老年女性降脂治疗延寿作用比男性明显得多。另外，还要考虑到患者的一般健康状况和自我感觉是否良好。

对于老年人来说，突然改变其生活、饮食习惯，可能严重降低其生活质量或造成焦虑、强迫感，进而引起许多不良的后果。膳食治疗效果不明显而加用药物时，一定要考虑患者的肝、肾功能和药物可能出现的不良反应。对于已有严重的躯体疾病或精神障碍的患者延长生命并非重要目标，医生应予全面衡量。

肥胖者合并高脂血症应如何减肥

肥胖者非常容易并发高脂血症，这是因为肥胖时肝脏合成和释放胆固醇和三酰甘油的速度和量都比正常人快而多。膳食中的脂肪按照化学结构可以分为饱和、单不饱和、多不饱和脂肪酸，其中饱和脂肪酸容易导致血脂升高并引起心脏病。不饱和脂肪酸则对心血管有一定保护作用，能降低血液中的胆固醇，减少大血管壁上的三酰甘油斑块。不饱和程度越高，这种保护作用越强。在动物性肉类、奶制品（尤其是奶油）、动物性油脂（尤其是猪油以及牛、羊的板油）中含有饱和脂肪酸较多。而植物性食品，如花生油、菜籽油、橄榄油、坚果类食物中则含有较多的不饱和脂肪酸。需要注意的是，虽然植物油含有较多的不饱和脂肪酸，但仍是油脂，含热量极高，也不能随意应用。

胆固醇仅存在于动物性食品如蛋黄、动物脑、肝脏、肉类的脂肪层、鱼子及奶油制品中，在选用食品时应减少这些食品的总量。合并高脂血症的减肥者应坚持低脂肪膳食，每天膳食中脂肪总量不超过 50g，烹调用油在 15 ~ 20g，还要注意"看不见"的脂肪不可摄入过多。选用海产品、豆类制品代替部分陆地动物肉类对降脂有利。减肥者应增加膳食纤维和富含维生素 C 的食物，饮食中应包含较多的粗粮、蔬菜、水果。此外，一些食物如洋葱、大蒜、香菇、木耳、海带、紫菜、魔芋等食品都有一定的降脂作用。

糖尿病伴高脂血症的降脂药选择

1 型糖尿病和 2 型糖尿病都是冠心病的危险因素。

男性糖尿病患者患冠心病的可能性较非糖尿病的患者增加 3 倍，而女性可能增加更多倍。糖尿病患者血清脂质代谢障碍的特点是血清三酰甘油水平升高和高密度脂蛋白水平降低，而总胆固醇和低密度脂蛋白水平正常或轻度升高。

糖尿病和高脂血症均增加了冠心病的危险性，因此对糖尿病和高脂血症均应加强治疗。对所有糖尿病患者，应降低低密度脂蛋白至 <3.4mmol/L（130mg/dl）的水平；对于有明确冠心病的患者，应降

低低密度脂蛋白至 <2.6mmol/L（100mg/dl）的水平。

胆酸结合树脂如考来烯胺和降脂宁，虽然可以降低糖尿病患者血清低密度脂蛋白水平，但是却会升高血清三酰甘油水平，故不宜选用这类药物。此外，由于烟酸可以使糖耐量恶化，不利于糖尿病的控制，也不宜选用。而烟酸的衍生物阿昔莫司可以降低血清三酰甘油和胆固醇水平，升高血清高密度脂蛋白水平，并可以改善糖耐量，可用于糖尿病伴高脂血症患者的治疗。当糖尿病合并血清总胆固醇水平升高，而血清三酰甘油水平正常或临界增加时，可以选用他汀类降脂药物如普伐他汀、辛伐他汀。他汀类降脂药物除了可以明显降低糖尿病患者血清低密度脂蛋白水平和中等度降低极低密度脂蛋白、三酰甘油水平外，还有中等度升高高密度脂蛋白的作用。

🧑 高血压伴高脂血症的治疗原则

高血压和高脂血症同属冠心病的重要危险因素，两者并存时，冠心病的发病率远较一项者高，因此两项并存时更应积极治疗。

那么，高血压和高脂血症并存时怎么办呢？

（1）要加强生活和饮食管理，控制热量摄入，适当增加活动量。进食热量过多，多余的热量就以脂肪的形式储存在体内，使血脂和

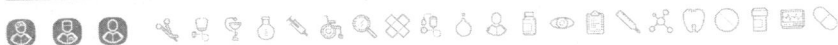

血压升高，所以，应以限制脂肪为主。主食每天 200 ~ 250g，不吃甜食，可适当吃鱼、豆制品、禽类、蔬菜等，但每餐不可过多，不可暴食，晚餐要少吃。多吃富含钙、钾的食物，如香蕉、紫菜、海带、土豆、豆制品及菇类等，以促进体内钠盐的排泄，调整细胞内钠与钙的比值，降低血管的紧张性，维护动脉血管正常的舒缩反应，保护心脏。

适度运动，能有效地增加内源性热原质，增加身体热度，加速体内脂肪、糖和蛋白质的分解，有利于冲刷血管壁上的沉积物，又可使血脂分解加速，从而防止高血压、高脂血症，延缓各脏器的衰老，所以，应坚持锻炼，但老年人应以散步、慢跑、打太极拳为主，不宜剧烈运动。

（2）患者吃盐应适量。据报道，有学者发现高血压与盐敏感有关，部分盐敏感者有钠泵基因突变，这种突变呈显性遗传，由此揭示了世界上研究了一百多年的关于吃盐多的地区高血压发病多，而有些人吃盐多却不发病的谜底，因此，对食盐敏感性高血压患者来说，减盐非常重要，而非食盐敏感性高血压患者，过度减盐可影响患者糖和脂肪代谢。一般每天食盐量掌握在 6g 以下，对两者都不致产生明显影响。

（3）烟酒对高血压和高脂血症均属促进因素，患者应断然戒烟，

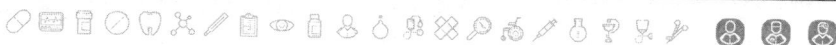

酒以不喝为好。

（4）在使用降压药时，要考虑对脂质代谢的影响。临床研究证明，有的降压药物对脂质代谢可产生不良影响，从而成为动脉硬化的促进剂，如利尿降压药、$\beta-$ 受体阻滞剂均有这种作用。血管紧张素转换酶抑制剂、钙拮抗剂对脂质代谢也有影响。对高血压和高脂血症并存的患者来说，最好的药物是哌唑嗪、乌拉地尔等 $\alpha1-$ 受体阻滞剂，它们既可降压，又有利于脂质代谢。

（5）经降压治疗高脂血症未见好转，同时存在冠心病危险因素时，应配伍应用抗高脂血症药物。

🩺 高血压伴高脂血症的降脂药选择

高胆固醇血症和高血压病，常常是相互伴发的两种疾病。

胆酸结合树脂、纤维酸衍生物、烟酸及其衍生物等降脂药物均可以用于高脂血症伴高血压的患者。但是，应注意这些降脂药物与抗高血压药物之间的相互影响。胆酸结合树脂可以减少噻嗪类利尿剂和普萘洛尔的吸收。因此，这些降压药必须在服用胆酸结合树脂前 1 小时或服用后的 4 小时才能服用。纤维酸衍生物对某些肾功能衰竭的患者可能引起肌病，因此服用纤维酸衍生物的剂量要小，并

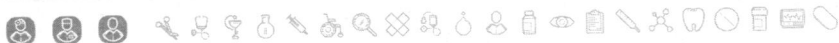

且需经常随访患者。烟酸可以加强抗高血压药物的血管扩张作用而引起血压下降，应予以注意。他汀类降压药物与抗高血压药物之间没有特别的相互作用，可以用于高脂血症伴高血压患者的治疗。此外，多烯康、鱼油降脂丸等降脂药物与抗高血压药物之间也没有特别的相互作用，也可用于高脂血症伴高血压患者的降脂治疗。

冠心病合并高脂血症，降脂至关重要

冠心病是由冠状动脉粥样硬化病变所引起，也就是说由于血脂长期沉积于冠状动脉壁，形成斑块引起冠状动脉狭窄，最终导致心肌缺血。大量研究证实，高脂血症及动脉粥样硬化的形成，与冠心病的发生和发展有密切关系，尤其是胆固醇中的低密度脂蛋白危害最大。因此，高脂血症是冠心病的重要危险因素之一。冠心病的发生与多种因素有关，除了高脂血症外，其他危险因素包括男性、冠心病家族史、吸烟、高血压、糖尿病、肥胖等等。这就意味着防治冠心病有两部分人需要降脂治疗。一部分是有冠心病危险因素而目前无冠心病者，如家族史中父亲在55岁以前或母亲在65岁以前患有心肌梗死者，这些人需要通过降脂治疗预防冠心病。高血压、糖尿病患者及肥胖者也需要降脂治疗，以上称为"一级预防"。

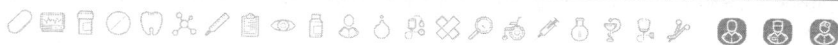

另一部分人是冠心病患者，即已经确诊心绞痛或有过心肌梗死者，必须接受降脂治疗，且降脂治疗重点应放在降低低密度脂蛋白上，我们称为"二级预防"。大量临床研究证明，长期达标的降脂治疗可以使冠状动脉粥样斑块稳定或消退，减轻冠状动脉狭窄，改善心肌血供，如冠状动脉狭窄减轻 1% ～ 2%，供血可增加20% ～ 30%。但至今尚没有降脂治疗可以彻底消除冠状动脉粥样斑块，治愈冠心病。

脑卒中合并高脂血症的防治

高脂血症患者血管的管腔会随着斑块的增大而逐渐变窄，甚至出现阻塞而发生脑卒中。高脂血症，特别是低密度脂蛋白增高，是动脉粥样硬化的危险因素（源头）。有研究者做了一项长达 15 年的研究，发现高脂血症患者患脑卒中的危险性是正常人的 3 倍。

相对于心血管病来说，有关高脂血症及降脂治疗对脑卒中影响的研究较少，主要有以下几方面。

（1）对于高脂血症与脑血管病及脑卒中之间的关系，目前尚无定论。从目前的研究结果看，50% 的人认为血脂升高可引起脑卒中，但另有 50% 的人认为无关，在小于 45 岁人群中胆固醇与脑卒中呈

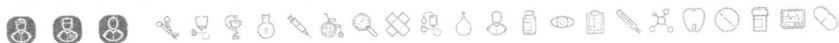

正相关关系，而在大于 45 岁者则不明显相关。

（2）他汀类药物可以降低脑卒中发病率。国际上一些有影响的大规模临床研究，如 4S、西苏格兰冠心病预防研究（WOSCOP）和肾脏损害患者心血管造影研究（CARE）的研究结果均显示他汀类确实可降低脑卒中。其中的原因与其说是他汀类药物的降脂效应，不如说是他汀类的抗氧化、抗炎效应及血管内皮保护效应。

（3）低密度脂蛋白的化学修饰是颈动脉粥样硬化的重要发病因素。低密度脂蛋白通过氧化、糖化、糖氧化或免疫修饰后，可引起颈动脉粥样硬化。

（4）低密度脂蛋白的氧化不仅能引起脑血管粥样硬化，同时可诱发脑血管病发作。曾有研究发现，许多一过性脑缺血发作（TIA）患者的低密度脂蛋白氧化修饰程度较高，而低密度脂蛋白经氧化修饰后可明显抑制内皮的舒张功能，促使颈动脉收缩。

（5）低密度脂蛋白氧化修饰后可以诱导神经元死亡。由于低密度脂蛋白的氧化修饰对脑血管病变有明显的作用，所以抑制低密度脂蛋白氧化修饰成为人们研究的热点。目前美国食品药品管理局（FDA）批准的可抑制低密度脂蛋白氧化修饰的药只有抗氧化剂丙丁酚，但该药的降高密度脂蛋白的不良反应限制了人们对它的应用。

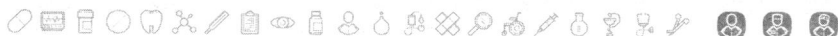

加强高脂血症患者日常生活保养

（1）控制总摄入热能。原则上保持理想体重，也就是保持体重指数在 20 ~ 25 范围内。体重指数 >24 即为超重，应减少摄入总热能。降低体重的速度以每周减轻 0.5 ~ 1.0kg 为宜。

（2）低脂饮食。脂肪一般仅占摄入总热能的 30%；蛋白质应占摄入总热能的 10% ~ 20%；糖类占摄入总热能的 50% ~ 60%。每天进食的胆固醇应 <300mg；严重的高胆固醇血症患者，每天进食的胆固醇应 <200mg。每天进食主要来自豆类、谷类、水果及蔬菜的纤维素应 ≥ 35g。应多吃含蛋白质及不饱和脂肪酸多、含胆固醇及饱和脂肪酸少的食物，如瘦肉、鱼（带鱼除外）、虾、豆制品、水果及蔬菜等；少吃富含饱和脂肪酸及含胆固醇多的食物，如奶制品、蛋黄、带鱼、动物脑、肝、肾及肠等内脏。另外，应防止进食过多的糖类，包括糖果及甜食。

（3）改善生活方式。停用女性激素类口服避孕药，戒烟，避免过度饮酒。根据年龄、性别等不同特点，适当增加体力或文体活动，消除过度的精神紧张。

第 6 章

预防保健

运动饮食习惯好，远离疾病活到老

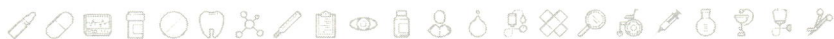

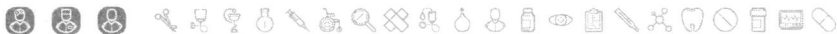

🙍 运动对血脂的调节作用

　　高脂血症患者如果能坚持长期的健身运动，则对血脂有明显的调节作用，主要表现为：一是可以防止血脂升高。从事体育运动或重体力劳动者的血清总胆固醇水平，比同龄的从事一般劳动或脑力劳动者低，血清高密度脂蛋白水平则高。二是运动可降低已升高的血脂。不论男性、女性，平均人群血清胆固醇水平都比运动前降低，可使高胆固醇血症的患病率明显减少。

　　运动对血脂的良性调节作用告诉我们，无论是预防还是治疗高脂血症，都应该积极参加运动，但是要遵循以下原则。

　　（1）运动类型和形式。运动应选择有节奏的、重复性的、以耐力为主的轻中等强度活动为宜，如步行、慢跑、游泳、跳绳、骑自行车、打太极拳等。各人可根据自己的喜好、身体状况、年龄、体质来选择适合自己的运动，但要坚持，不能"三天打鱼，两天晒网"。

　　（2）运动强度。既有运动强度又有运动量的运动才能达到消脂减肥的目的。由于运动强度常和心率的快慢有密切关系，所以，衡量运动强度的简单方法是以心率的快慢为标准。参加锻炼前，要设法找出本人在运动中允许达到的最合适的心率数。最常用的计算公式是：（最高心率－安静心率）×0.6＋安静心率＝运动中适合心率（最

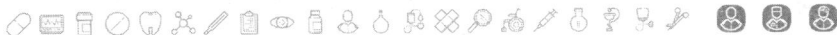

高心率是用 220 减去年龄）。如一位 55 岁的中年人，他的安静心率是每分钟 70 次，他的适合心率是每分钟（165–70）×0.6 + 70=127 次。按这样的强度每次锻炼 20 ～ 30 分钟，每天锻炼一次就可以了。如果您是一位从未参加运动的人，暂时无法达到这种强度的运动，可降低运动强度，循序渐进，逐渐达标，也可以延长时间来补充。

（3）运动时间与频率。一般每次运动 30 分钟左右，每周 3 ～ 5 次。每次运动开始前，最好做 5 ～ 10 分钟的预备动作，使脉率缓慢升至适宜范围。运动终止前也应有 5 ～ 10 分钟的减速期，使血液从四肢逐渐返回心脏，避免出现心脏缺血等症状。运动后略有倦意是正常现象，但若经过一夜休息仍感到四肢乏力、精神不振，有不想再动的意思，就说明运动量过大，需要及时减少。

（4）其他。心脏病、肾病、肝病患者的锻炼方案应在医生指导下确定，而且要定时检查身体，不可盲目运动，否则，会适得其反。

降低血脂宜打持久战

对于心脑血管病，人们一定不会感到陌生，因为它已成为导致国人死亡的头号杀手。心脑血管病的诱发因素很多，其中最重要的是高血压病和高脂血症。相比之下，国人对高血压病的防治比较重视，

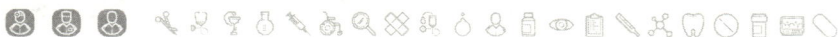

而对高脂血症的危害性认识不足。

（1）无声无息，并发症来如山倒。高血压病患者常有头痛、头晕、头昏等不适提醒他们就医，加上测量血压没有任何痛苦，还可在家中自测，所以接受治疗的比例较高。高脂血症则不同，一来本身并不引起任何症状，二来需要抽血测量，化验结果还要等上几天才能知晓，最主要的是人们对高脂血症的危害性认识不足，所以患者大多听之任之。

高脂血症主要危害是导致动脉硬化，使血管壁失去弹性，血管变窄。动脉遍布全身，是通过血液向各脏器、组织和细胞输送氧气和营养物质的血管，一旦硬化，就会引起致命的后果。比如，当脑动脉硬化时，血液就会形成血凝块堵塞脑血管，引起脑梗死。如果因高血压病等关系使变脆的脑血管破裂，就会引起脑出血。脑梗死和脑出血都会使氧气无法输送到脑细胞，最终导致脑细胞坏死，留下肢体瘫痪、语言障碍等后遗症，甚至丧命。当心脏的血管即冠状动脉发生硬化，就会出现心绞痛、心悸、憋气等不适。动脉硬化进一步发展，将使冠状动脉内腔变得极其窄小，血凝块堵塞其中，血液就完全停止了流动，这就是急性心肌梗死。

在高脂血症中，高胆固醇是导致动脉硬化的最重要原因，这就是胆固醇被人们视为反面角色的理由。需要特别指出的是，胆固醇

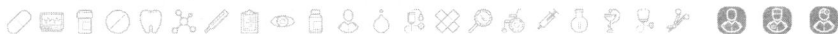

也有好坏之分，其中低密度脂蛋白起搬运工的作用，把在肝脏和肠中合成的胆固醇通过血液输送到全身组织，将多余的胆固醇存放在血管壁等末梢组织。高密度脂蛋白的作用与之恰恰相反，是把留在血管壁等末梢组织处的多余胆固醇提取出来，加以集中，带回肝脏，发挥着清洁工的作用。如果前者多，就会沉积在血管壁，引起动脉硬化；如果后者多，血管壁就会被清扫干净，可以预防动脉硬化。

动脉硬化的形成和发展是渐进性的，无声无息的，一般经过5～10年，血管腔狭窄到一定程度时，才会出现上述并发症，这就是高脂血症的可怕之处。因此，有以下情况者，应及早进行血脂检查和防治：有冠心病、脑卒中或周围动脉粥样硬化病家族史者，尤其是直系亲属有早发病或早病逝者；有高血压病、糖尿病、肥胖、吸烟等其他冠心病危险因素者；40岁以上男性或绝经后妇女；有家族性高脂血症者。

（2）因人而异，降脂方案度身定。血胆固醇水平越高，冠心病发病越早；血胆固醇每降低1%，冠心病的危险性可减少2%。低密度脂蛋白和高密度脂蛋白的作用相反，低密度脂蛋白每增加0.26mmol/L（10mg/dl），冠心病的危险性增加10%；高密度脂蛋白每增加0.13mmol/L（5mg/dl），冠心病的危险性减少10%。因此，当首次查出有血脂增高，要尽早看医生。

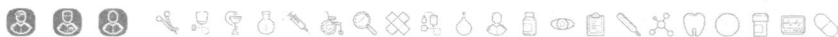

高脂血症的危险性不仅取决于血脂升高的程度，还取决于是否存在动脉粥样硬化病或其他危险因素，治疗时只注意血脂的升高数值而忽视其他危险因素是错误的。

由于存在这些危险因素，所以对每个患者而言，开始饮食疗法及服用降脂药的血脂水平并不相同，达到治疗目标的血脂水平也不相同。一般而言，有动脉粥样硬化病或其他危险因素者，血脂在相对较低的水平就应开始治疗。患者应在医生的指导下，根据自身情况，选择降脂治疗的最佳时机和方案。

不少患者在治疗达标后，就停止了药物治疗，有的患者吃吃停停，都是错误的。与高血压病的治疗一样，目前的降脂方法只是治标，而不能治本。降低血脂虽不要求终身治疗，但在降脂治疗达到标准后，过早地停药，血脂水平可以再度升高。在治疗达标后，还应在医生指导下制定一个长久的治疗计划，有效地长期控制血脂，使其维持在正常水平，切忌"三天打鱼，两天晒网"。

防止高脂血症病从"口"入

脂肪、葡萄糖与蛋白质属于人体所需的三大营养要素，据测定，1g脂肪完全燃烧可以为机体提供 9.2kcal（38.5kJ）的热量。

此外，脂肪还参与细胞组织的构成，许多重要的化学反应有脂肪的参与，一个健康的机体离不开脂肪的存在。为了保证正常的代谢，人体必须每天摄取一定量的脂肪，以补充所消耗的能量，故人体内脂肪含量是处于动态平衡状态的。

人们一生的健康依靠每天从外界获取营养物质，这些营养物质来源于各种各样的食物。因此，要保持身体健康就必须营养全面，做到平衡饮食。饮食中各种营养素包括蛋白质、脂肪、糖类、无机盐和维生素等，种类齐全，数量充足，比例适当，任何一种过多或过少都会给健康带来危害。

我们可以将日常生活中的食物分为4大类：主食类、蛋白类、蔬菜水果类、油脂类。

（1）主食类。国人的主食为谷物，是热能的主要来源，应占食物热能的60%左右。由于各种谷物中所含营养成分不尽相同，而且经过加工的食品虽然口味较好，但营养素损失很多，因而对于粮食的摄入原则应该是粗细搭配，并尽可能吃新鲜粮食。每天进食量的多少，可根据活动量而有所不同，一般以400～600g为宜。其余热能由鱼、肉、蛋、奶等副食品提供，但总热能不能超过标准，否则将引起体重超重。

（2）蛋白类。鱼、瘦肉、蛋、乳制品、豆制品都含有丰富的蛋白质。

那么哪种食物含的蛋白质较高？每天吃多少为宜呢？我们不仅要看食物中蛋白质含量的高低，而且要看它是否容易被人体消化吸收和利用。蛋、奶类不仅蛋白质含量高，而且非常容易被消化吸收，因而是很好的蛋白质来源。但是蛋、奶不能代替肉类，因为动物肌肉中的血红蛋白型铁容易被人体吸收利用。因而从补铁的角度说，吃瘦肉的意义很大。豆类含有丰富的蛋白质，其蛋白质的氨基酸比例接近人体需要，是高质量的蛋白质，而且豆类还含有不饱和脂肪酸，对降低血脂有一定作用。总的说来，蛋白质的来源应该广泛，不可偏食。蛋白质是人体必需的营养素，但也不可食之过量。营养学家建议，正常人每天应摄入 50 ～ 100g 禽畜瘦肉或鱼肉，50 ～ 100g 豆制品，1 ～ 2 个鸡蛋及 1 杯牛奶。

（3）蔬菜、水果类。人体中的维生素、无机盐、微量元素和纤维素主要来自蔬菜和水果。新鲜蔬菜含有大量人体必需的营养成分，但各种蔬菜的成分及其含量各有不同，所以要经常换吃不同菜种或几种菜炒在一起吃，可以使营养素相互补充。水果含有丰富的有机酸和各种蛋白酶类，有助于消化，其中所含的果胶、纤维素等还可促进肠蠕动，减少胆固醇的吸收，有降胆固醇的作用。正常人每天摄入的新鲜蔬菜量应大于 400g，水果量应大于 200g。水果一般在饭后 1 小时左右吃比较适宜。

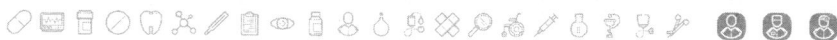

（4）油脂类。有人认为油脂中脂肪、胆固醇含量高，吃了容易得高脂血症、冠心病，而害怕吃油脂类的食物，这是不对的。油脂有很多重要的生理功能，如给机体提供热能，促进脂溶性维生素的吸收，提供不饱和脂肪酸等。不饱和脂肪酸对改善血脂构成、防止动脉硬化有益。植物油中不饱和脂肪酸含量较高，所以要适当多吃植物油，少吃动物油。油脂每天摄入量按 1g / kg 体重为宜，其中 25g 为烹调油。

总之，长期缺乏或过多食用上述任何一类食物都不利于健康。要保持身体的健康，平衡饮食是必要条件，要做到这一点只需记住一句话：充分摄入各种新鲜食品。

注意改进生活方式

近年来，随着人们生活水平的提高和饮食结构的改变，高脂血症患者逐年增多。有些药物能够降低血脂，但停药后血脂回升。因此，高脂血症患者在使用药物治疗的同时，还须改进生活方式，以确保血液的"清洁"。

（1）合理膳食。首先，要多摄取一些富含维生素、谷氨醇的食物，如新鲜蔬菜、水果、豆类及植物油，因为维生素有促进脂质代谢的

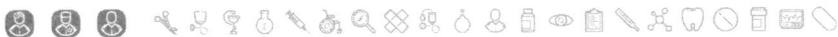

功能。同时，必须限制胆固醇的摄入，如肥肉、动物内脏等。还应尽可能地少吃甜食，适量饮茶，选用一些具有健脾、利尿、降脂、活血以及清热通便功能的药膳。

（2）适量运动。有些患者工作较轻闲，每天活动量很小。对这些人来说，锻炼疗法最为适合。散步、慢跑、太极拳、跳舞、广播操都很好，平时能站着就别坐着，能坐着就别躺着，否则多余的能量就会以脂肪的形式存入血液。

（3）戒烟限酒。不吸烟，少饮酒（如少量开胃酒、葡萄酒或黄酒）。

（4）心理平衡。有闲就有忙。有不少患者每天工作繁忙，精神过度紧张，导致大脑皮质功能紊乱，消化系统功能减弱。这部分患者应当接受情绪疗法，适当参加一些娱乐活动，使紧张情绪得以放松，以调整大脑皮质功能，增加胃肠蠕动，从而减少脂肪的堆积。

保持心理健康，培养乐观情绪，这是最易忽略的。因为精神刺激可使人体发生许多生理变化，如心跳加快、血压上升、血黏度增加以致脂代谢紊乱，导致高脂血症。因此，保持乐观情绪相当重要。

与此同时，其他保健措施如下。

（4）生活要有规律，不能经常熬夜。尤其是开夜车、通宵打牌、看电视等，这些生活习惯很容易造成脂代谢紊乱。

（5）保持良好的卫生习惯。每天至少刷两次牙，按时吃早餐，

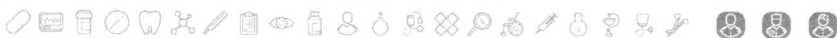

多喝茶，学会午睡，保持和谐适度的性生活等。

（6）经常测量体重、血压，必要时进行血脂、血黏度的检测。

高脂血症的宜忌

（1）限制吃高脂肪食品。患者严格控制饮食，选择胆固醇含量低的食品，如蔬菜、豆制品、瘦肉、海蜇等，尤其是多吃含纤维素多的蔬菜，可以减少肠内胆固醇的吸收。

（2）限制甜食。糖可在肝脏中转化为内源性三酰甘油，使血浆中三酰甘油的浓度增高，所以应限制甜食的摄入。

（3）减轻体重。对体重超过正常标准的人，应在医生指导下逐步减轻体重，最好以每月减重 1 ~ 2kg 为宜。降体重时的饮食原则是低脂肪、低糖、足够的蛋白质。因为过多的脂肪进入人体后会加重高脂血症，过多的糖在体内可以转化成三酰甘油，也可加重高脂血症。如果饮食中缺乏蛋白质，可引起人体内脏器官的耗损，造成营养不良，抗病能力减低，容易生病。正常的蛋白质需要量为 1.0 ~ 1.5g / kg 体重。

（4）加强体力活动和体育锻炼。体力活动和体育锻炼不仅能增加热能的消耗，而且可以增强机体代谢，提高体内某些酶，尤其是

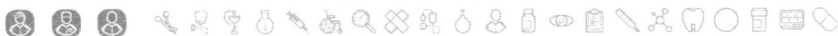

脂蛋白酯酶的活性，有利于三酰甘油的运输和分解，从而降低血中的脂质。因此，加强运动能预防和治疗高脂血症。

（5）戒酒。酗酒或长期饮酒，可以刺激肝脏合成更多的内源性三酰甘油，使血液中低密度脂蛋白的浓度增高，引起高脂血症。因此，中年人还是以不饮酒为好。

（6）避免过度紧张，注意生活规律。情绪紧张、过度兴奋，可以引起血中胆固醇及三酰甘油含量增高。凡有这种情况，可以应用小剂量的镇静剂。对饮食治疗及体育疗法确实无效者，可在医生指导下适当使用一些降脂药。

高脂血症饮食疗法选择的标准与目标

治疗高胆固醇血症，将血清低密度脂蛋白视为降低胆固醇治疗的主要目标。根据血清低密度脂蛋白水平，要达到的降低低密度脂蛋白的目标以及是否患有冠心病，选择饮食疗法的标准与目标也不同，分如下3类。

（1）无冠心病或其他动脉粥样硬化症，伴有两种以下其他冠心病危险因素者，血清低密度脂蛋白的降低目标为 <4.1mmol/L（158mg/dl）。

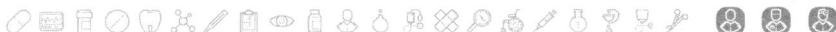

（2）无冠心病，伴有两种及两种以上其他冠心病危险因素者，低密度脂蛋白的降低目标为 <3.4mmol/L（130mg/dl）。

（3）患有冠心病者，低密度脂蛋白的降低目标为 <2.6mmol/L（100mg/dl）。

高脂血症饮食治疗的总目标

饮食治疗高脂血症总的目标是通过调整饮食结构和尽量降低已升高的血脂，维持营养上的合理要求，同时保持体重在标准范围内。饮食治疗的主要内容是：逐步减少饱和脂肪酸和胆固醇的摄入，通过减少总热能的摄入和增加有氧锻炼以减轻体重。医学家推荐，日常饮食中脂肪成分不超过总热能的20%，饱和脂肪酸摄入量必须低于总热能的10%（甚至6%～8%），多不饱和脂肪酸摄入量每天应限制在250～300mg（有的患者限制在150～200mg），增加食物中的纤维素成分，每天达到35g，食物蛋白质、维生素、无机盐应在合理范围内。对于各种不同类型的高脂血症，尚有一些特殊要求。

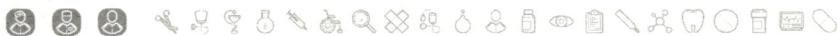

饮食降脂最安全

20 世纪 90 年代初，美国医学组织宣布了近二十年的研究成果，血液中胆固醇太高会造成动脉硬化，降低胆固醇可以预防并减轻动脉硬化程度。

如果胆固醇的总含量高，但总含量与高密度脂蛋白的比值低于4.5，那您尽可放心。但是，如果其比值高于 4.5，而且低密度脂蛋白含量高于正常指数，那么，您就应该考虑进行治疗。

最安全有效降低胆固醇的方法是食疗，食疗的基本原则如下。

（1）饮食中尽量避开胆固醇含量高的食物。蛋黄的胆固醇含量最高，一个蛋黄含 300mg 的胆固醇（是美国心脏协会建议的每天最高摄取量）。富含胆固醇的食物还有鱼子、虾子、动物内脏、乌贼、肉类、乳制品、螃蟹、虾等。

（2）饮食中需节制的不仅有胆固醇，还有饱和脂肪，猪、牛、羊肉的脂肪，以及全脂牛奶，尤其是吃起来鲜香肉嫩、呈大理石花纹的肥牛肉、禽类肉皮等，均含有大量的饱和脂肪。在常温下凝固的植物油（棕榈油、椰油、人造奶油）也含饱和脂肪。

尽量食用能够降低胆固醇和"坏"胆固醇(低密度脂蛋白)的食物。

①鱼类所含的饱和脂肪极低，尤其是来自深海的冷水鱼类，含

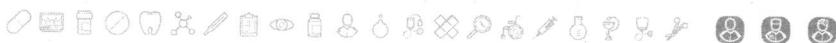

有大量的 ω-3 脂肪酸。据美国科学家的研究证明，服用 ω-3 脂肪酸（二十碳五烯酸和二十二碳六烯酸补充剂）的人，胆固醇和三酰甘油的含量、血液黏稠度均有降低，而且还有降低血压的作用。

②食用大量的水果、蔬菜、水溶性纤维有利于降低胆固醇，非水溶性纤维（如全麦麸）能预防便秘，但对降低胆固醇没有益处。含水溶性纤维的食物有豆子、枣、草果、无花果、干梅子、花椰菜、燕麦麸等。干梅子内含 60% 可溶性的果胶，黄豆及其制品也具有同样的功效，魔芋食品中也含有大量的水溶性纤维。

③美国研究人员发现：每天吃半颗蒜头（整颗更好），可帮助某些人降低 10% 的胆固醇，而且还能降低血压。蒜头里有益健康的活性成分是蒜氨酸，每天服用 900mg 的无味蒜头胶囊和吃大蒜的效果是一样的。另外，洋葱也可以降低胆固醇和血压，并有降低血液黏度的功效，作用和药物阿司匹林颇类似。

④咖啡因会增加体内的胆固醇，应注意尽量少喝咖啡、茶，并禁服含有咖啡因的药物。

⑤食物的烹调方式也很重要，在烹调动物性食品时，绝对避免油炸。较适宜的方法是蒸和烤，这样才能使食物中的油脂滴出。

⑥据加拿大呈交美国心脏协会的最新研究成果证明：橘子汁可以增加"好"胆固醇（高密度脂蛋白）。高胆固醇的人，一天喝 3

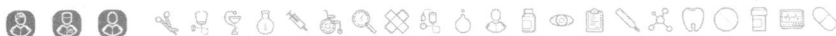

杯橘子汁，1 个月后，"好"胆固醇提高 21%，同时，高半胱氨酸水平下降，这意味着得心脏病的可能性下降。医生告诫：年龄在 70 岁以上的老年高胆固醇血症者，饮食治疗的意义并不大，因为对于他们来说，更重要的是营养。

高脂血症患者合理的饮食习惯与膳食结构

（1）保持热量均衡分配，饥饱不宜过度，不要偏食，切忌暴饮暴食或塞饱式进餐，改变丰盛晚餐和入睡前吃夜宵的习惯。

（2）主食应以谷类为主，粗细搭配，粗粮中可适量增加玉米、莜麦、燕麦等成分，保持糖类供热量占总热量的 55% 以上。

（3）增加豆类食品，提高蛋白质利用率，以干豆计算，平均每天应摄入 30g 以上，或豆腐干 45g，或豆腐 75 ~ 150g。

（4）在动物性食物的结构中，增加含脂肪酸较低而蛋白质较高的动物性食物，如鱼、禽、瘦肉等，减少野生动物脂肪，最终使动物性蛋白质的摄入量占每天蛋白质总摄入量的 20%，每天总脂肪供热量不超过总热量的 30%。

（5）食用油保持以植物油为主，每人每天用量以 25 ~ 30g 为宜。

（6）膳食成分中应减少饱和脂肪酸，增加不饱和脂肪酸（如以

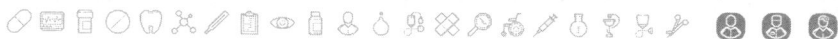

人造奶油代替黄油，以脱脂奶代替全脂奶），使饱和脂肪酸供热量不超过总热量的10%，单不饱和脂肪酸占总热量10% ~ 15%，多不饱和脂肪酸占总热量7% ~ 10%。

（7）提高多不饱和脂肪酸与饱和脂肪酸的比值。西方膳食推荐的比值为0.5 ~ 0.7，我国传统膳食中因脂肪含量低，多不饱和脂肪酸与饱和脂肪酸的比值一般在1以上。

（8）膳食中胆固醇含量不宜超过每天300mg。

（9）保证每人每天摄入的新鲜水果及蔬菜达400g以上，并注意增加深色或绿色蔬菜比例。

（10）减少精制米、面、糖果、甜糕点的摄入，以防摄入热量过多。

（11）膳食成分中应含有足够的维生素、矿物质、植物纤维及微量元素，但应适当减少食盐摄入量。

（12）少饮酒，最好不饮。

（13）少饮含糖多的饮料，多喝茶；咖啡可刺激胃液分泌并增进食欲，但也不宜多饮。

高脂血症患者的食物烹饪方法

食物的加工制作方法很多，根据高脂血症患者需用低脂、低热

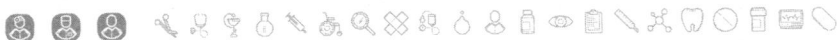

量饮食的要求，下面介绍几种适合高脂血症患者的烹调方法。

（1）炖。将食物洗净切块后下锅，并注入适量清水，放入调料，置武火上烧开，撇去浮沫，再置文火上炖至熟烂。其食物特点是质地软烂，原汁原味。

（2）煨。是指用文火或余热对食物进行较长时间加热的烹制方法。具体操作方法有二：一是将食物置于容器中，加入调料和适量的水，再放置文火中慢慢煨熟至软烂；二是传统的方法，用菜叶、荷叶等将食物包裹扎紧，外敷黄泥糊，再置火灰中，利用火后的余热将其煨熟。其食物特点是熟酥，味香浓。

（3）蒸。是利用水蒸气的高温烹制。具体操作是：将食物拌好调料后，隔水煮熟。有用米粉包蒸的叫粉蒸，有用荷叶或菜叶包扎蒸的叫包蒸，也有将食物直接放入容器中隔水蒸的叫哺蒸。可在食物中加入清水或汤汁，也可不加入清水或汤汁蒸。蒸食的特点也是原汁原味，是饮食保健的烹调中使用最广泛的一种方法。

（4）煮。煮也是最常用的烹制方法之一，将食物下锅加水，先用武火煮沸后，再用文火煮熟。一般适宜于体小易熟的食物制作，煮的时间较炖为短。其食物特点是味道清鲜，食物的有效成分较好地溶解于汤汁中。

（5）熬。熬是在煮的基础上进一步用文火熬至汁稠粑烂，比炖的时间更长。多适用于含胶质重的食物。其食物特点汁稠味浓，粑烂易化，适宜于老弱之人食用。

（6）凉拌。是生食或近于生食的一种烹制方法。一般将食物清洗干净、切细之后，用开水烫过，再加调料拌匀即可。此种加工方法一般适用于蔬菜类食物，它能较好地保持食物的营养素和有效成分。其特点鲜嫩而脆、清香可口。

高脂血症患者不宜采用的烹饪方法有焖、炒、炸、烧等。

蔬菜是调节血脂的生力军

蔬菜经加热后会损失一部分维生素 C，而生吃损失会相对少一些。如果考虑损失量，每餐饭所需的蔬菜量应该是 100 ~ 150g。

蔬菜中含有包括食物纤维、胡萝卜素和维生素 E 等在内的有效降低胆固醇的各种成分，不论是卷心菜、白菜等淡色蔬菜，还是胡萝卜、南瓜、菠菜等绿黄色蔬菜，经过煮、炒、炖等，吃起来都别有风味。

胡萝卜素调血脂效果好。同维生素 E 一样，最近胡萝卜素也引起了大家的注意。胡萝卜素是维生素 A 的原材料，有 α、β、γ 三种。它不仅可以增强视力、保护皮肤和黏膜，也是骨骼和牙齿成长中不

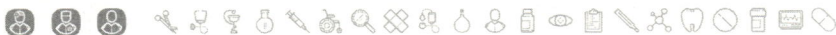

可缺少的成分。根据最近的研究结果，发现 β 胡萝卜素能够有效地预防癌症，α 胡萝卜素也有一定的抗癌作用，并因此掀起了一股进食胡萝卜素的热潮。

胡萝卜素易溶于油，所以，炒着吃比焯后吃更易被吸收。如将胡萝卜与黄豆一起煮着吃，效果更佳。

植物的叶绿体含有胡萝卜素，所以胡萝卜、菠菜、茼蒿、韭菜、南瓜、油菜、甘蓝等黄绿色蔬菜中都含有很多胡萝卜素。

根据所含胆固醇选择食品种类

（1）含胆固醇量较少的食物

一般来讲，植物类食品均为低胆固醇食品。在动物类食品中，每 100g 食品所含胆固醇在 100mg 以下的有海蜇、人乳、鲜牛乳、酸奶、脱脂牛乳粉、海参、牛蹄筋、蛤蜊、火腿肠、瘦牛肉、兔肉、小泥肠、瘦羊肉、全脂牛乳粉、海鳗、带鱼、蛇肉、瘦猪肉、鸡肉松、盐水鸭、鲤鱼、田鸡腿、熟猪蹄、草鱼、大黄鱼、北京烤鸭、猪油、广东香肠、鸭、鲢鱼。

（2）富含胆固醇的食物

①每 100g 动物类食品含胆固醇量超过 100mg 的有：甲鱼、大马

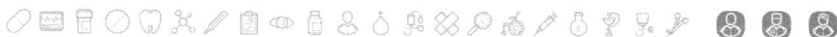

哈鱼、鸡爪、鸡、肥猪肉、鲜贝、海虾、火腿、海蟹、黄鳝、鲫鱼、肥牛肉、牛油、肥羊肉、田螺、鸡腿、猪肚、奶油、鸡脑、河鳗、对虾、炸鸡等。

②每100g动物类食品含胆固醇量超过200mg的有：蝎子、扒鸡、墨鱼、河虾、鲍鱼、河蟹、鱿鱼、黄油等。

③每100g动物类食品含胆固醇量超过300mg的有：干贝、猪肾、鸡肝等。

④每100g动物类食品含胆固醇量超过400mg的有：虾皮、鲜蟹黄、猪肝、鸡肝（肉鸡）等。

⑤每100g动物类食品含胆固醇量超过500mg的有：熟鹌鹑蛋、鸡蛋、白水羊头肉等。

⑥每100g动物类食品含胆固醇量超过600mg的有：松花蛋（鸭）、咸鸭蛋等。

⑦每100g动物类食品含胆固醇量超过1500mg的有：鸭蛋黄、鸡蛋黄、猪脑等。

一日食谱举例。早餐：去脂牛奶250ml（脱脂牛奶250g），玉米面发糕100g（玉米面100g），拌莴笋丝150g（莴笋150g）。

午餐：馒头或米饭100g（面粉或大米100g），炖豆腐（海米15g，香菇25g，豆腐100g），炒茄丝（茄子100g）。

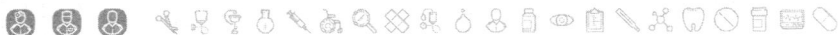

晚餐：馒头或米饭（面粉或大米 100g），西红柿炒圆白菜（西红柿 50g，圆白菜 100g），清炖鸡块（鸡块 100g）。

全日烹调用油 10g。以上食谱含热能 1682kcal（7031kJ）。

血管里的"清道夫"——卵磷脂

作为清扫血管的"清道夫"，卵磷脂是依靠它所含的胆碱、亚麻油酸及肌醇等来化解脂肪的，它能把大颗粒的脂肪变小，并增加其流动性和渗透性，从而减少动脉硬化发生的机会。卵磷脂具有极为广泛的生理活性。

（1）构成细胞膜。细胞膜具有特殊的通透性，细胞膜通透性的正常对细胞新陈代谢至关重要。人体摄入足够的卵磷脂，可以改善细胞功能，提高人体细胞的再生力，并延缓衰老，增进人体活力。

（2）健脑益智。卵磷脂为大脑的重要组成部分。人摄入卵磷脂后，卵磷脂随血流进入大脑，参与合成乙酰胆碱——一种神经递质（即大脑内传递信息的物质）。大脑内乙酰胆碱含量越高，神经传递越快，人反应越敏锐，思维越快，记忆越牢固。老年人普遍缺乏乙酰胆碱，不但记忆差、反应迟钝、思维减退，而且易患老年性痴呆症。

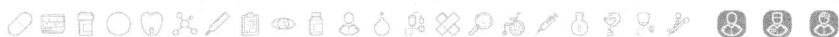

（3）降胆固醇、降血脂。卵磷脂是强有力的乳化剂，能把脂肪和胆固醇"乳化"成极小微粒，甚至能化解已形成的"粥样硬化斑"，从而降低血脂，减少脑卒中和心肌梗死等病的发作机会。作为乳化剂，卵磷脂还能帮助人体吸收脂溶性维生素 A、维生素 D、维生素 E、维生素 K 等，以供人体之需。

（4）其他功能。卵磷脂还能促进腺体分泌、调节和平衡内分泌系统，并能帮助分解皮下脂肪、促进机体新陈代谢等，此外还有保肝作用。

老年人和体弱多病者特别需要补充卵磷脂，最好的补充办法为食补。含卵磷脂丰富的食品有：蛋黄（含 10%）、大豆（含 2%）、猪脑、猪肝、蘑菇、花生和核桃等坚果。食补仍不足者可用药补，疗效确切，不良反应小。

卵磷脂的口感也不错，故它可作为一种多功能食品添加剂。如冰淇淋的滑润细腻、面包的香甜松软、奶粉的速溶功效等，都是添加了卵磷脂的功效。

最后提请注意，许多脂肪类食品，虽含有不少卵磷脂，但也含有很高的胆固醇（如猪脑），老年人及心血管病患者应慎食。卵磷脂虽好，但属高热量脂肪，不可多食，否则易长胖和形成高血脂。

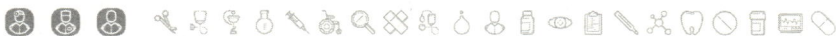

🧑‍⚕️ 高脂血症患者宜选用何种食用油

人们日常食用的油脂有动物油和植物油两大类。一般说来，多数动物油中饱和脂肪酸的含量较高，而植物油中则是不饱和脂肪酸的含量居多，因此高脂血症和冠心病患者宜食用植物油。植物油分为 3 类。

第一类是饱和油脂，如椰子油和棕榈油，这些油中饱和脂肪酸的含量高，经常食用会使血胆固醇水平增高。饮食中应减少这类油脂。

第二类是单不饱和油脂，包括花生油、菜油和橄榄油，这些油中单不饱和脂肪酸含量较高，它们不改变血胆固醇水平。

第三类是多不饱和油脂，如大豆油、玉米油、芝麻油、棉籽油、红花油和葵花籽油，这些油中多不饱和脂肪酸含量较高，它们可以降低血胆固醇水平。多不饱和脂肪酸主要有 $\omega-6$ 脂肪酸和 $\omega-3$ 脂肪酸两种类型。大部分 $\omega-6$ 脂肪酸是亚油酸，存在于前面所述的植物油中；$\omega-3$ 脂肪酸主要存在于一些海鱼中，故而海鱼和鱼油适合于高脂血症患者食用。

因此，高胆固醇血症和冠心病患者应选用富含多不饱和脂肪酸的植物油。但要注意的是，油脂所含的热能高，如果过多食用，可以引起体重的增加。

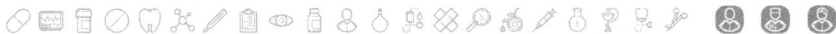

🧑‍⚕️ 高脂血症患者不宜多吃瘦肉

目前社会上广泛流传这样一种观点，认为肥肉脂肪中含有大量饱和脂肪酸，对人体有害，常食肥肉会使人发胖，引发体内血清胆固醇值升高，从而引发高脂血症、动脉粥样硬化、脑出血等心脑血管疾病。因此，很多人只吃瘦肉，不吃肥肉。瘦肉脂肪中的饱和脂肪酸低于肥肉的含量是无疑的，但不能笼统地讲瘦肉都是低脂肪的。营养学家对各种动物肉的脂肪进行测定，以100g重量为例：兔肉为0.4g，马肉为0.8g，瘦牛肉为6.2g，瘦羊肉为13.6g，而瘦猪肉却高达28.8g。若把瘦猪肉作为日常膳食结构中主要的食物源，也会发生高脂血症、动脉粥样硬化、脑出血等心脑血管疾病。

最近，英国皇家研究院布比斯医生经过分析研究表明：多吃瘦肉对人体健康的危害更甚于肥肉，因为瘦肉在烹制过程中，会自动产生一种致癌物质——杂环胺。动物实验表明：杂环胺是一种损害基因的物质，会使体内的脱氧核糖核酸（DNA）发生诱变。瘦肉中的杂环胺能被大肠直接吸收进入血液中。西方国家肠癌发病率高于其他国家肠癌发病率，这与他们常食瘦肉，尤其喜食大量红色牛排有关。

此外，瘦肉中蛋氨酸含量较高。蛋氨酸是合成人体一些激素和

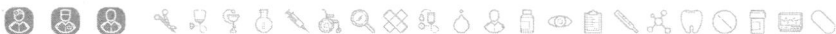

维护表皮健康必须摄取的一种氨基酸，但在一些酶类催化激活下，在热理化处理过程中的蛋氨酸，会产生一种叫同型半胱氨酸的有机物。现代医学认为：同型半胱氨酸会直接损害动脉血管壁内的内皮细胞，促使血液中的胆固醇和三酰甘油等脂质沉积，并渗入动脉血管壁内，形成动脉粥样斑块而发生动脉粥样硬化。食瘦肉过多，蛋氨酸就会增多，同型半胱氨酸含量也相应地增加，加速动脉粥样硬化的发生。

吃鱼能降低血脂

以往认为，少摄入动物性食物是控制血脂、预防心脑血管疾病的重要手段，但这个观点现在被否定了。北极的爱斯基摩人终年以动物性食物为主，却很少有心脑血管疾病，血脂水平也不高。但爱斯基摩人移居美国，心脑血管疾病的发病率就会向当地人看齐。

原来，爱斯基摩人常吃的鱼油可以降低血脂。水产品中有大量的不饱和脂肪酸能降低血脂。鲅鱼含脂肪较多，但用来喂养小白鼠，反而能降低血脂。多吃鱼，对高脂血症患者利大于弊。

虽说都是动物性脂肪，但肉和鱼的脂肪还是有区别的。肉的脂肪可以增高胆固醇，而鱼的脂肪却有抑制胆固醇增高的作用。

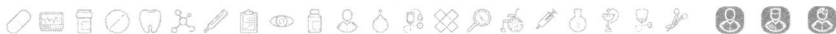

鱼中含有很多脂肪酸，其中二十碳五烯酸和二十二碳六烯酸都属于不饱和脂肪酸，在血液中可防止血小板凝固，使血液流通顺畅。还可在肝脏中抑制有害胆固醇——极低密度脂蛋白的产生过剩，减少中性脂肪。特别是近来报道的二十二碳六烯酸具有活化大脑的作用，就更加引起人们的注意。

另外，鱼中含有丰富的被称作牛磺酸的氨基酸，这种牛磺酸有助于在肝脏内把胆固醇分解为胆汁酸，可预防胆固醇增高。当然，要注意挑选新鲜的鱼吃。

水产品中的 ω-3 脂肪酸主要在鱼油中，特别是寒带、深水的鱼和鲑鱼、青花鱼、鲥鱼、沙甸鱼。鱼油的 ω-3 脂肪酸含量比植物油高 1 ~ 4 倍。血液中的脂肪和脂质不能独立地在血液中循环，须与一种蛋白结合，这种蛋白称为脂蛋白。脂蛋白分为高密度的高密度脂蛋白和低密度的低密度脂蛋白。高密度脂蛋白将脂质运输到肝脏进行分解代谢；低密度脂蛋白则将脂质运输到全身各组织贮存。鱼油使高密度脂蛋白含量增高，低密度脂蛋白含量下降。

一般降低血脂药物主要是促使三酰甘油和胆固醇的分解代谢，对肝、肾脏有毒性，鱼油则没有毒性。

正常人服用鱼油会不会引起血脂过低呢？台湾辅仁大学曾选取不同类型的高脂血症患者 38 例，每人每天服用 4.5g 鱼油，共 4 周。

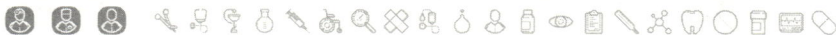

发现鱼油对血中三酰甘油胆固醇过高者疗效显著，但对血脂仅略偏高者作用很弱。

须注意的是，鱼油可预防心血管疾病，但对单纯性高胆固醇血症和遗传性高脂血症没有明显作用。后一类患者还须另谋疗法。

高脂血症食疗茶饮

（1）山楂菊花决明子茶。山楂 10g，杭菊花 10g，决明子 15g，煎汤代茶日服。适用于高脂血症、胆固醇高及伴高血压肝阳亢盛者。

（2）荷叶茶。荷叶 50g，每天煎服。适用于高脂血症湿浊甚者。

（3）降脂减肥茶。决明子 5g，菊花 5g。先将菊花洗净备用，决明子先洗净，炒至微膨带有香味后捣碎，纱布包好，用清水煮沸，煎至微黄色，再倒入菊花同煎几分钟即可。代茶饮，一次饮完后再加入水冲泡，直至无味即可弃之。具有降脂、减肥、清热、平肝作用。

（4）桂圆莲子茶。桂圆肉 10g，莲子 15g，银耳 6g。将莲子煮熟炖烂，再加桂圆肉和泡开洗净的银耳，于汤内稍煮，然后投入冰糖适量食之。早晚各饮 1 次。

（5）海带绿豆汤。鲜海带或水发海带 100g，绿豆 50g，清水 500ml，煮粥日服一两碗。适用于高脂血症、高血压痰热蕴盛者。

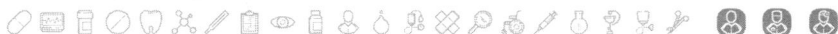

（6）芹菜汁。取芹菜下部茎约 10cm，连根 20 支，洗净，加水 500ml，煎取 200ml 为头汁，同法煎取第二汁。空腹服最佳。适用于高胆固醇血症、高血压肝阳亢盛、血瘀、痰湿甚者。

（7）大蒜汁。隔日内服，适量。适用于高脂血症、心肌梗死、痰浊瘀阻者。

（8）花生壳水。干花生壳 50 ~ 100g，洗净后水煎服，每天 1 剂。适用于高脂血症脾虚者。

（9）山楂首乌饮。山楂 20g，何首乌 20g。山楂与何首乌加水煎煮 20 分钟，滤去药渣，代茶饮，每天 1 剂。

（10）山楂荷叶饮。山楂 15g，荷叶 12g，煎水代茶饮。

高脂血症食疗粥

（1）玉米面粥。玉米粉性味甘平，含有较多的不饱和脂肪，对于人体内脂肪与胆固醇正常代谢，对冠心病、动脉硬化、降低高脂血症有着食疗作用。以 100g 玉米面为例，配粳米 75g。先将粳米洗净放入开水锅中熬煮八成熟时，再将用凉水调和的玉米面放入锅中熬制成熟即可。一日三餐均可温热食用。

（2）豆浆粥。豆浆汁 500ml，粳米 50g，砂糖或细盐少许。将豆浆、

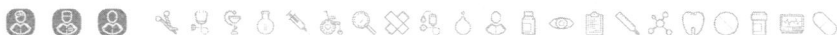

粳米同入砂锅内，煮至粥稠，表面有粥油为度，以糖或盐调味食用。每天早、晚餐温热食。

（3）泽泻粥。泽泻 15～30g，粳米 50～100g，砂糖适量。先将泽泻洗净，煎汁去渣，入淘净的粳米共煮成稀粥，加入砂糖，稍煮即成。每天 1～2 次，温热服。降低血脂，泻肾火，消水肿。适用于高脂血症、小便不利、水肿等。宜久服方能见功。阴虚患者不宜用。

（4）菊花决明子粥。菊花 10g，决明子 10～15g，粳米 50g，冰糖适量。先把决明子放入砂锅内炒至微有香气，取出，待冷后与菊花煎汁，去渣取汁，放入粳米煮粥，粥将熟时，加入冰糖，再煮 1～2沸即可食。每天 1 次，疗程为 5～7 天。清肝明目，降压通便。适用于高血压、高脂血症及习惯性便秘等。大便泄泻者忌服。

（5）三七首乌粥。三七 5g，制何首乌 30～60g，粳米 100g，大枣 2～3 枚，冰糖适量。先将三七、首乌洗净放入砂锅内煎取浓汁，去渣，取药汁与粳米、大枣、冰糖同煮为粥。供早、晚餐服食。益肾养肝，补血活血，降低血脂，抗衰老。适用于老年性高脂血症、血管硬化、大便干燥、头发早白及神经衰弱。大便溏薄者忌服。服首乌粥期间，忌吃葱、蒜。

（6）玉米大米粥。玉米粉 50g，粳米 100g。先将粳米淘净，加水适量，

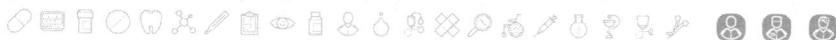

文火熬至九成熟时，将玉米粉倒入，边倒边搅，煮至粥熟。每天早、晚餐食用。此粥益肺宁心，调中和胃，还可治心悸、气短、纳差、乏力等症。

（7）何首乌粥。何首乌 30 ~ 60g，红枣 3 ~ 5 枚，粳米 100g，红糖适量。将何首乌煎后去渣取汁，再加粳米、红枣同煮，待熟时，调入红糖或冰糖少许，再煮一会儿即可。每天服食 1 ~ 2 次，连服 7 ~ 10 天，间隔 5 天后，再开始下一个疗程。此粥补肝肾、益气血，可治高脂血症、肝肾亏损、须发早白、头昏耳鸣、腰膝酸软、大便干结等症。

（8）菊粥。药菊嫩芽(或幼菊)15g，粳米 100g，冰糖适量。将幼菊洗净、切细，大米淘净，冰糖打碎，三者同放锅中，加清水适量，以武火烧沸后转文火煮成粥。每天早、晚各服食 1 次。此粥可清肝明目，降低血压，还治疗头目眩晕、视物昏花、鼻出血等症。

（9）山楂粥。山楂 30 ~ 40g（鲜果 60 ~ 90g），粳米 100g，砂糖 10g。山楂水煎取汁，加粳米同煮成稀粥，待熟时调入砂糖，稍煮即可。每天上、下午同服用。山楂粥可健脾胃、消食积、散瘀血、降低血脂。

（10）芹苹粥。芹菜 300g，苹果 400g，粳米 100g。先将芹菜、苹果加水煎煮成汁，去渣留汁，然后将粳米煮至将成粥时兑入芹菜、

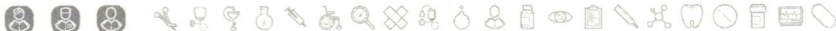

苹果汁。早餐食。

（11）黑芝麻桑葚糊。黑芝麻 60g，桑葚 60g，白糖 10g，粳米50g。将黑芝麻、桑葚、粳米洗净后，一同放入乳钵里研磨，再放入砂锅内加清水 3 碗，煮成糊状后，加入白糖即可食用。每天服 2 次。

（12）楂橙荸荠糊。山楂肉 30g，香橙 2 枚，荸荠淀粉 10g，白糖适量。将山楂肉加水两碗在瓦锅内煮后，用纱布滤渣，汁待用。香橙捣烂用纱布滤过取汁，两汁调匀煮沸，加糖溶后用淀粉勾芡成糊状食用。

🧑‍⚕️ 高脂血症食疗保健汤

（1）薏仁山楂萝卜汤。薏苡仁、山楂、白萝卜各适量。各取适量煎水饮服。

（2）鲜菇汤。鲜菇适量（用平菇也可）。将鲜菇炖汤食用，用量以每天 12g 左右为宜。

（3）紫菜豆腐兔肉汤。兔肉 60g，紫菜 30g，豆腐 50g，盐、黄酒、淀粉、葱花各适量。紫菜撕为小片，兔肉切片，加盐、黄酒、淀粉共拌匀，豆腐磨碎。倒入清水一碗，加盐、豆腐，中火烧开后倒入兔肉煮 5 分钟，放入葱花，起锅前倒入紫菜搅匀。佐餐。

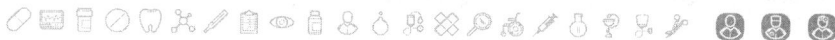

（4）双耳汤。银耳10g，黑木耳10g。上述两味浸软洗净，蒸1小时，分数次食用。可治疗高血压、眼底出血。

（5）大枣芹菜根汤。芹菜根10个，大枣10枚。芹菜根洗净捣烂后与大枣同煎，分2次服，连服15天。慢性腹泻者，不宜多食芹菜。

（6）海带木耳肉汤。海带、黑木耳各15g，瘦猪肉60g，味精、精盐、淀粉适量。海带、木耳切丝，猪肉切成丝或薄片，用淀粉拌好，与海带丝、木耳丝同入锅，煮沸，加入味精和淀粉，搅匀即成。

（7）百合芦笋汤。百合50g，罐头芦笋250g，黄酒、味精、精盐和素汤适量。先将百合发好洗净，锅中加入素汤，将发好的百合放入汤锅内，加热烧几分钟，加黄酒、精盐、味精调味，倒入盛有芦笋的碗中即成。

（8）山楂鲤鱼汤。约500g的鲤鱼1条，山楂片25g，面粉150g，黄酒、葱段、姜片、精盐、白糖各适量，鸡蛋1枚。先将鲤鱼洗净切块，加入黄酒、精盐浸泡15分钟。将面粉加入清水和白糖适量，打入鸡蛋搅成糊，将鱼块入糊中浸透，取出后沾上干面粉，入爆过姜片的油中炸3分钟捞起，再将山楂加入少量水，上火煮透，加入生面粉少量，制成芡汁水，倒入炸好的鱼块煮15分钟，加入葱段、味精即成。

（9）山楂首乌汤。山楂、何首乌各15g，白糖60g。先将山楂、

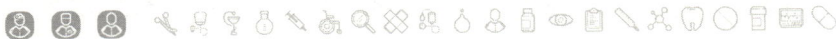

何首乌洗净、切碎，一同入锅，加水适量，浸泡 2 小时，再熬煮约 1 小时，去渣取汤，日服 1 剂，分 2 次温服。

（10）山楂银花汤。山楂 30g，金银花 6g，白糖 20g。先将山楂、金银花放在勺内，用文火炒热，加入白糖，改用小火炒成糖饯，用开水冲泡，日服 1 剂。

（11）紫菜黄瓜汤。紫菜适量，黄瓜 100g，精盐、味精、酱油、香油适量。紫菜水发后切段入锅，放水烧沸后再放入精盐、酱油、生姜末、黄瓜片，烧沸，最后加入味精和香油即可食用。

高脂血症食疗推荐菜谱

（1）素烩三菇。冬菇 25g，蘑菇 25g，草菇 25g，嫩玉米笋片 50g，鲜汤适量，粉芡、调料各少许。先将冬菇、蘑菇、草菇入清水泡发洗净，入油锅煸炒，之后加入鲜汤、嫩玉米笋片同煮，待熟后再加入粉芡和调料（盐、味精等），翻炒片刻即可。

（2）银耳炒肉丝。银耳 9g，瘦猪肉丝 150g，酱油 10ml，水豆粉 5g，油、盐、味精、姜粉、沸水各少许。先将银耳用温水泡发，去除黄蒂，杂质洗净，并撕为小片；肉丝放入水豆粉、适量酱油、姜粉拌和后，放入热油锅炒至八成熟时，加入银耳、沸水、盐及少许

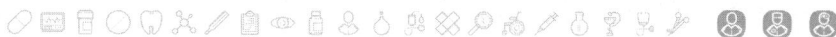

酱油，同时并不断用旺火翻炒5分钟即可，起锅时加入味精调味即成。

（3）牛肉烧萝卜。牛肉50g，白萝卜100g，食油、酱油各5g，葱、姜、食盐、料酒、味精等调料适量。将牛肉洗净切成块。白萝卜去皮切成滚刀块，再用开水焯一下去掉萝卜的气味。热油锅将牛肉煸炒到白色时，加入酱油、葱、姜、料酒等调料，炒匀，加少量水刚没过牛肉，用文火炖，等牛肉块快烂时，加入萝卜块，煨到酥烂时，再加入一些食盐、味精等调料即成。

（4）猪肉炒山楂。猪肉750g，山楂250g，鲜姜、葱、料酒、花椒适量。将山楂去核，放入锅中加入20ml煮至熟透。猪肉去皮，放在锅中煮到七成熟时捞出，切成片，浸在用酱油、料酒、葱、姜、花椒制成的汁中，1小时后沥干。锅放武火上，放适量植物油烧热，放入肉片炒成肉色微黄时捞出，沥去油，再把山楂放油锅内略翻炒，肉条入锅同炒，加白糖，用文火收干汤汁即起锅装盘。佐餐。

（5）绿豆萝卜灌大藕。大藕4节，绿豆200g，胡萝卜125g。胡萝卜洗净，切碎捣成泥，用适量白糖将绿豆和胡萝卜调匀。藕洗净，用刀切开靠近藕节的一端，将和匀的绿豆萝卜泥塞入藕洞内，塞满为止，煮熟后当点心食。

（6）猪肉炒洋葱。瘦猪肉50g，洋葱150g。猪肉、洋葱切片或丝，将植物油少许倒入锅内烧至八成热时，倒入猪肉翻炒，再将洋葱下

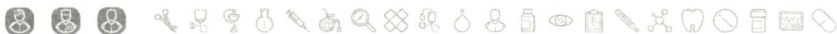

锅同炒片刻，加入各种调料炒匀即成。佐餐。

（7）山药大枣羹。山药60g，大枣10枚（去核）。共炖烂为羹，再加入白砂糖适量，搅匀后即可食之。每天1～2次。

（8）银耳山楂羹。白木耳20g，山楂片40g，白糖1匙。木耳冲洗后，冷水浸泡1天，全部发透，择洗干净，放入砂锅中，并倒入木耳浸液，山楂与白糖同放入木耳锅内，炖半小时，至木耳烂，汁糊成羹离火。当点心吃。每次1小碗，每天1～2次。

（9）葱白蜜汁。葱白60g，蜂蜜60g。葱白捣烂后与热熟蜂蜜拌匀，贮入瓶内备用，每次半汤匙，每天服2次，先吃蜜汁，后吃葱。

（10）奶油大蒜汁。大蒜榨汁，单味饮服，或加奶油适量调匀后一起服下。也可用大蒜油制成胶丸，饭后服用，每次3粒，每天3次，疗程为1个月。

（11）冰糖炖海参。水发海参50g，冰糖适量。将海参置锅内，炖至熟烂后加入冰糖，再炖片刻即可。早饭前空腹服食。

（12）山楂枣糖酒。山楂片3000g，红糖、大枣各30g。将上述材料用米酒1000ml浸半月即可服用，浸时每天摇动1次。服用时每次30～50ml，每天1～2次。

（13）刺梨糯米酒。糯米、野生刺梨果适量。酿酒饮之。

有氧运动健身降脂

很多人都希望将减肥进行到底，为健康，为美丽，也为长寿。因为多项的实验证明，肥胖已经成为影响现代人健康的隐形杀手。肥胖不但影响外表，更会对人类的身体造成损害，引发一系列的心脑血管疾病，如高血压、高脂血症、冠心病和糖尿病。以往的经验表明，运动，特别是有氧运动再配合适当的饮食控制，能够有效地控制体重，达到降低血脂和减肥的效果，而最新的实验结果也刚好证明了这一点。

有氧运动之所以能够降低血脂，是因为它可以提高高密度脂蛋白受体的基因表达水平，使低密度脂蛋白水平下降，高密度脂蛋白水平上升，促进了脂肪代谢。有氧运动最耗脂肪，运动能够增加人体内能量的消耗。

走路、跑步或游泳的能量消耗可以是静坐的几到几十倍。研究数据表明，当体力活动的消耗达到每天 239kcal（999kJ）或每周 1313 ～ 1673kcal（5488 ～ 6996kJ）时，如果在运动后不再加餐，摄入额外的热量，就能使体重减轻，脂肪减少。

虽然各种运动形式都能够消耗能量，但最有效的方式还要属有氧运动。运动消耗的能量是由人体内储备的糖和脂肪氧化供应的。

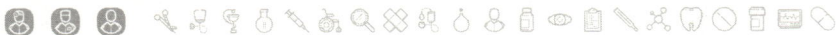

实验证明了与其他运动形式相比，进行中小强度的有氧运动可以消耗最大量的脂肪。

长期进行中等或中小强度的运动无疑会为我们带来数不尽的健康效益，增强肺活量、控制高血压（可降低收缩压约 1.33kPa）、调整脂肪代谢、防止动脉硬化等等。

运动还对预防糖尿病有所帮助。运动可以加强骨骼肌肉的脂代谢和糖代谢，稳定血糖和胰岛素水平。目前公认，经常参加锻炼的人比不参加运动的人，随年龄发生糖尿病的危险要小 20%。

高脂血症患者怎样运动

运动对机体的脂质代谢确实具有积极的影响，它能使脂质代谢朝着有利于健康的方向发展。进一步研究表明，运动能够促进机体的代谢，提高脂蛋白酯酶的活性，加速脂质的运转、分解和排泄。此外，运动还能改善机体的糖代谢，改善机体的血凝状态，改善血小板功能，降低血液黏度；还可改善心肌功能，增强心肌代谢，促进侧支循环的建立，这些都对冠心病防治具有积极的影响。因此，高脂血症患者加强运动锻炼是积极的防治措施。健康人，特别是身体偏胖者也应加强运动锻炼以预防高脂血症的发生。

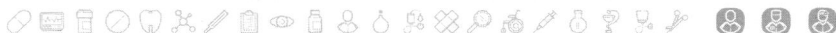

那么，如何参加运动锻炼呢？一般来说，健康人、患有高脂血症而无其他并发症者应保持中等强度运动量，即每天达到慢跑3～5km的运动量；对合并有轻度高血压、肥胖、糖尿病和无症状性冠心病等疾病者应自行掌握，以锻炼时不发生明显的身体不适为原则，必要时应在医疗监护下进行；对伴有重度高血压、严重心脏病（如急性心肌梗死、心力衰竭、严重心律失常等）、重度糖尿病以及严重肝、肾功能不全者则应禁止运动，待上述疾病明显改善后再考虑适量运动。运动方式可根据自己的情况及环境而定，可选择慢跑、体操、太极拳、气功、游泳、爬山、骑自行车及健身器等。

只要患者能持之以恒，保持一定强度的运动量，一定能够达到预防和治疗高脂血症、降低冠心病等心脑血管疾病患病率的效果。

🩺 高脂血症患者的运动方式

体育锻炼可以改善脂质代谢。运动时肾上腺素、去甲肾上腺素分泌增加，可以提高脂蛋白酶的活性，加速富含三酰甘油的乳糜和极低密度脂蛋白的分解。因此，可以降低血脂而使高密度脂蛋白量升高。康复锻炼的方法如下。

（1）步行。慢走与快走交替进行，用10分钟走完1200m，再用

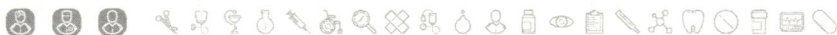

10分钟走完1300m。运动时心率掌握在每分钟120～130次，每天1次，每次30分钟。

（2）慢跑。慢跑速度开始由每分钟110～120米，逐渐增加至每分钟120～130米。运动时心率控制在40岁每分钟140次，50岁每分钟130次，60岁每分钟120次以内为宜。每天1次，每次30分钟。

（3）力量性锻炼。肥胖者应当配合某些力量练习。力量练习内容应根据肥胖者脂肪蓄积的部位选择。脂肪蓄积在腹部者，主要是进行仰卧起坐、双腿直腿抬高及抗阻力抬腿练习等，每个动作做20次。脂肪蓄积在肩、胸、背、臂等部位者，可以做俯卧抬起上体20次，俯卧撑20次，立卧撑20次，也可以借助哑铃、拉力器进行练习。

（4）其他辅助项目。如打简化太极拳、乒乓球、羽毛球、网球、骑自行车等。

在康复锻炼前应当做医学检查，判定心肺功能状况及有无心脑血管系统并发症。锻炼时感到轻松或过于疲劳时，可以调整锻炼内容和运动负荷。康复锻炼必须与控制饮食相结合，主要是控制高脂肪、高糖食物摄入量及食量。

体育锻炼应采取循序渐进的方式，不应操之过急，超出自己的适应能力，加重心脏负担。运动量的大小以不发生主观症状（如心悸、呼吸困难或心绞痛等）为原则。

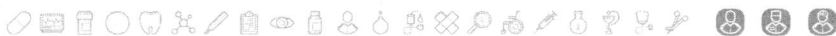

运动疗法必须要有足够的运动量并持之以恒。轻微而短暂的运动对高脂血症、低高密度脂蛋白血症以及肥胖患者不能达到治疗的目的。只有达到一定运动量，对血清脂质才能产生有益的作用，并减轻肥胖患者的体重。

轻快的散步、慢跑、游泳、骑自行车和打网球等运动方式会对心肺系统产生一定的压力，从而改善心肺的健康状况。以每小时64km的速度轻快散步1小时将消耗0.4kcal（1.67kJ）的热量。每天进行这种运动量的轻快散步可以使体重减轻。但是，运动强度和持续时间应在数周后逐渐增加。对于肥胖患者和惯于久坐的患者也应在数月后逐渐增加运动强度和持续时间，高强度的体育锻炼会导致更大程度的体重减轻。

（1）运动强度。以运动时心率加快的程度来间接评定，一般控制在每分钟100 ~ 145次，或心率加快到最大预测值的75%。

（2）运动时间与频度。一般以每次30 ~ 45分钟，每周3 ~ 5次为宜。运动前先做5 ~ 10分钟预备动作，运动结束前，也应有5 ~ 10分钟的减速期。

（3）如有冠心病者，应在医生指导下运动。

总之，持之以恒、有规则的锻炼计划对高脂血症患者是非常重要的。

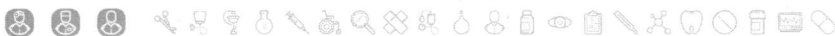

高脂血症患者的运动禁忌证

高脂血症患者合并下列疾病时禁忌运动：急性心肌梗死急性期；不稳定型心绞痛；充血性心力衰竭；严重的室性和室上性心律失常；重度高血压；严重糖尿病；肝、肾功能不全。

高脂血症患者合并下列疾病时应尽量减少运动量，并在医疗监护下进行运动：频发室性早搏和心房颤动；室壁瘤；肥厚型梗阻性心肌病、扩张型心肌病和明显的心脏肥大；未能控制的糖尿病；甲状腺功能亢进；肝、肾功能损害。

高脂血症患者合并完全性房室传导阻滞、左束支传导阻滞、安装固定频率起搏器、劳力型心绞痛、严重贫血、严重肥胖以及应用洋地黄或 β− 受体阻滞剂等药物时也应该谨慎地进行运动。

保健品不能代替正规治疗

深海鱼油中富含多价不饱和脂肪酸，有一定的降脂作用，但其降脂作用因高脂血症的类型不同而各异，主要降低三酰甘油水平，对高胆固醇血症作用较弱。至于其他保健品，如银杏叶、大蒜精油等作用较慢。以银杏叶为例，不同生产厂家的银杏叶含量不同，大

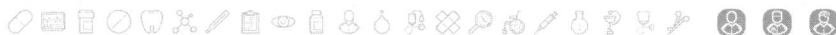

都需长期服用才有一些降脂作用，而且降血脂作用不明显。因此，降血脂保健品只能作为辅助治疗，患者不应盲目迷信其功效，更不能因此放弃正规降血脂治疗。